猫背が治り 小顔になる

コトコト運動

美姿勢インストラクター
新田仁美

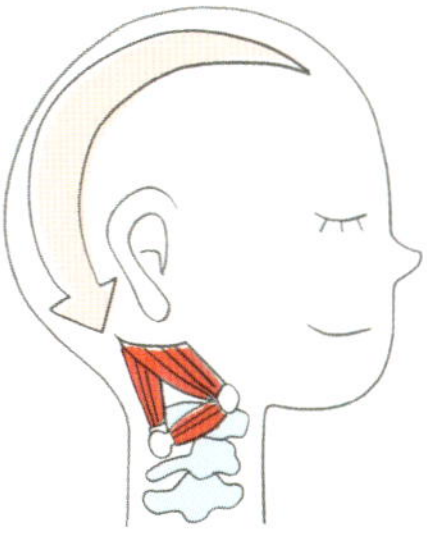

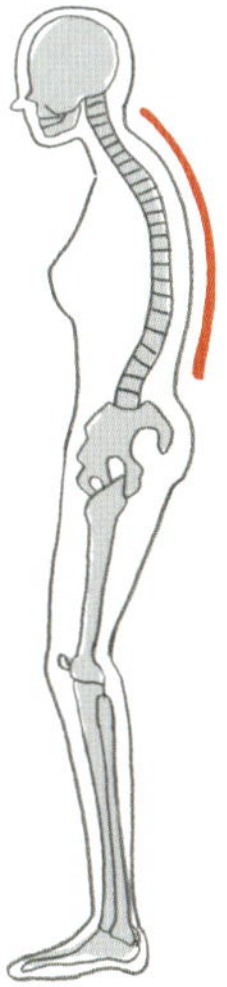

KADOKAWA

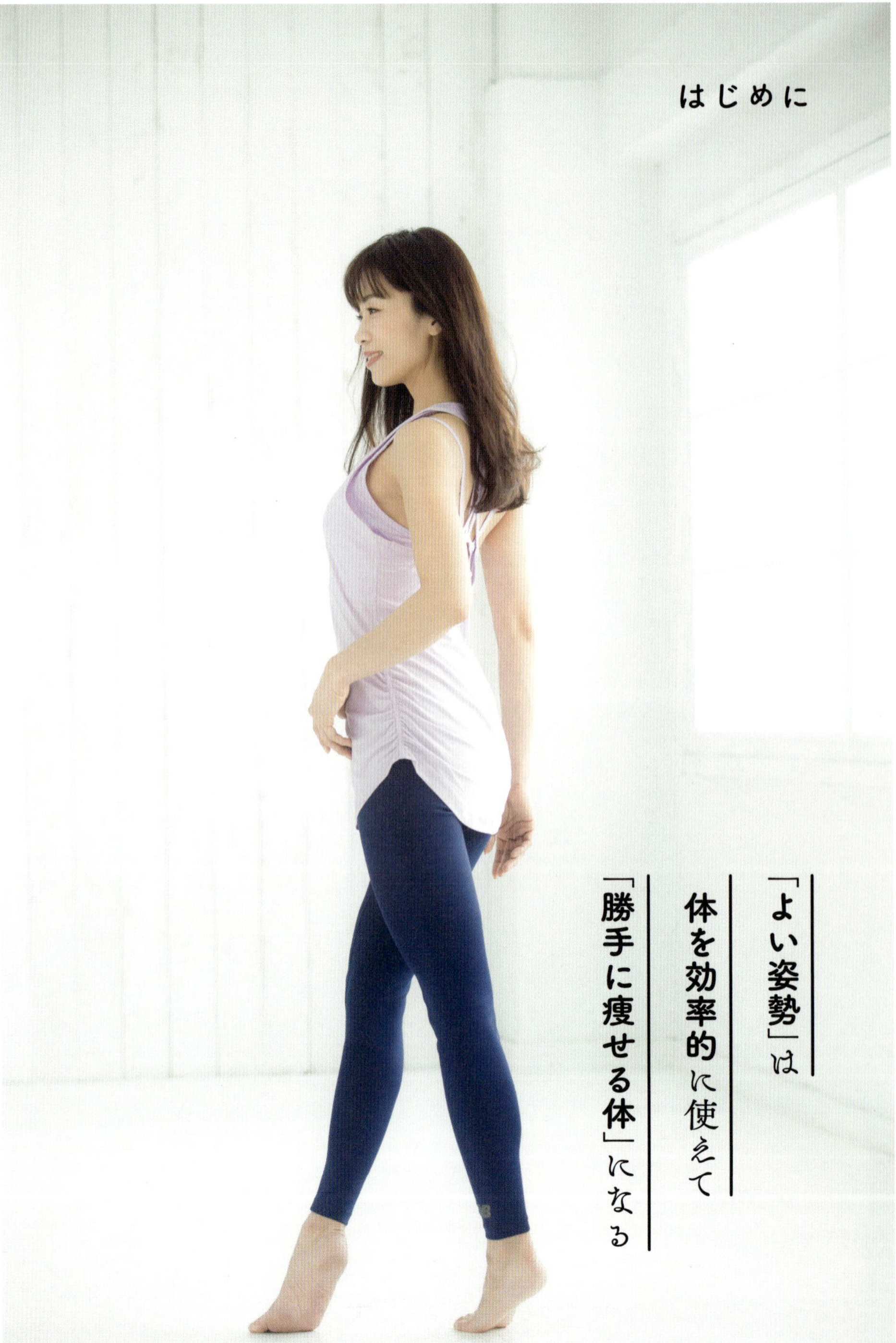

はじめに

「よい姿勢」は体を効率的に使えて「勝手に痩せる体」になる

美姿勢でヤセ体質は手に入れられる！

私は現在、美姿勢・美脚インストラクターとして活動し、ブログやオンライン講座で「勝手に痩せる体＝〝ヤセ体質〟になるコツ」をお伝えしています。

ヤセ体質とは、体を動かしやすく、体内の滞りがなく、筋肉を偏りなく使えている状態のこと。これは、姿勢がよい状態とも言い換えられます。

よい姿勢が大事だということは、みなさんよくご存知だと思います。ところが、ただ一所懸命に背筋を伸ばし、「疲れる」「つらい」と思ってしまう人が多いのが事実。本来、**よい姿勢は体への負担が少なく、ラク**なものなのです！

背中や腰を丸めて脱力した座り方は一見ラクに見えますが、実は首や肩などに負担がかかっています。内臓が押しつぶされ、呼吸が浅くなり、全身の血流も悪くなるのでむくみにもつながります。

一方、よい姿勢は体を筋肉でコントロールしている状態なので、関節や内臓に負担がかかりにくく、本当の意味でラク。首コリや肩コリ、血行不良やむくみなどの不調が改善されていき、筋肉をよく使えるので代謝もアップします。

「ラクをしたら痩せないのでは？」というのは、勘違い。体は、ラクな方が素直に痩せてくれます。よい姿勢＝美姿勢をマスターして、ヤセ体質を手に入れましょう！

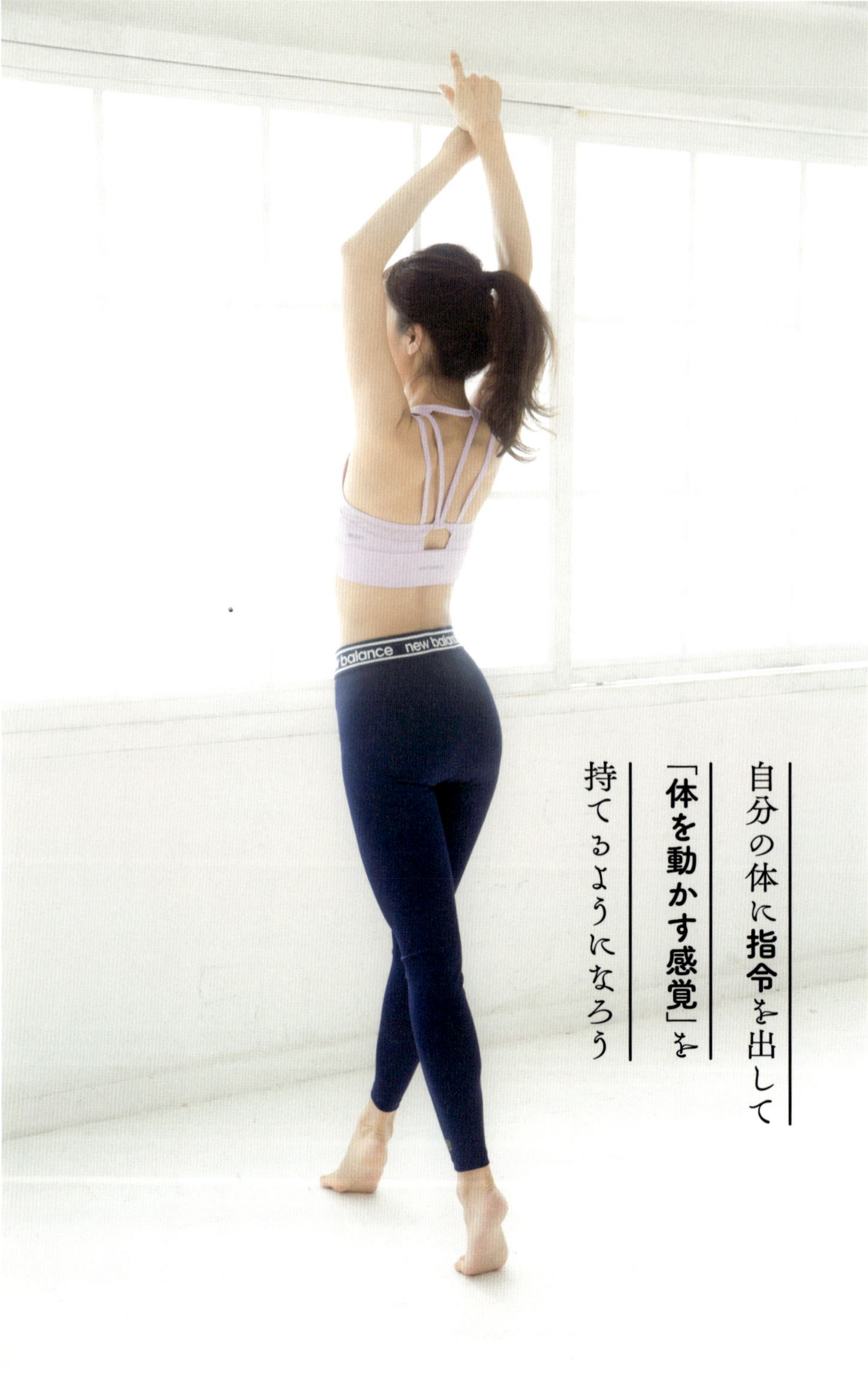

自分の体に**指令**を出して
「体を動かす感覚」を
持てるようになろう

激しい運動やダイエットはしなくていい

世の中には、さまざまなダイエット方法があふれかえっていますが、そもそも「痩せる」とは、摂取カロリーを消費カロリーが上回れば叶えられる単純な原理。でもみなさん、痩せるだけが目的ですか？ **手に入れたいのは、健康的で美しいラインの体、しなやかに動ける体**ではないでしょうか。その目的を達成するには、食事のカロリー制限だけでなく、運動が必須となります。

とはいえ、ただやみくもに動けばいいわけではありません。無理をするとケガのリスクが高まり、かえって健康を損なうこともあるのです。運動量を増やすだけで成果を上げられたのは、若い頃のお話。昔は成功した方法でも、今は痩せられないという経験をしたことがある人も多いのでは？ **大人になってからの運動**は、私自身の失敗談ものちほど述べますが、**〝どんな姿勢で取り組んでいるか〟**で、**結果に大きな違いが出る**のです。

息切れするほどの激しいエクササイズも、我慢ばかりの食事制限も必要ありません。まずは、姿勢を整えることから始めましょう。

やるべきことは、**普段動かしていないところをちょっと動かすだけ！** それが、本書でご紹介する「コトコト運動」です。美姿勢を取り戻し、自分で体を動かす感覚を養うことで、美ボディや小顔を目指すことができます。

ちょっとした姿勢のコツを
マスターするだけで
最小の努力で最大の効果が得られる

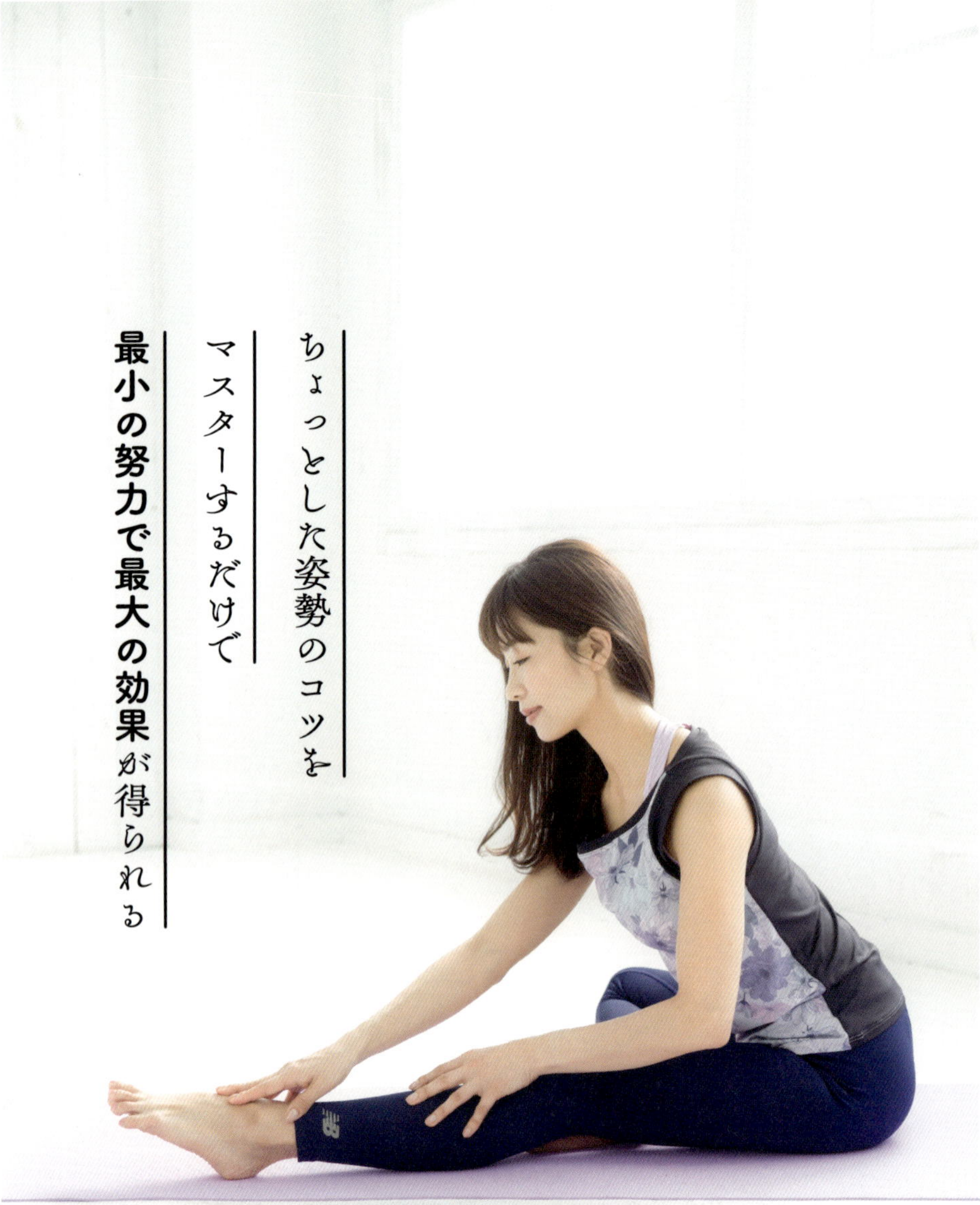

本書のメソッドは、こんなあなたにおすすめ！

- 肩コリ、猫背、二重アゴ、顔のたるみが気になる人
- エクササイズはしているのに効果が得られない人
- 運動ギライ。なるべく激しい運動はしたくない人
- ダイエット、筋トレに疲れた人
- 意識高い系のエクササイズは苦手という人

私のレッスンでは、さまざまな方が「コトコト運動」に取り組んでいます。猫背を治したい人や痩せたいけれど運動が苦手な人はもちろん、ヨガやピラティスが好きな人、ダンサーやウォーキング講師といった体を動かすプロまで。

「コトコト運動」は、年齢や運動能力、ライフスタイルなどを問わず、**誰でも実践できるメソッド**なのです。体重やサイズの数値に一喜一憂するよりも見た目を美しくしたい人や、自分の体をもっと上手に使いたい人におすすめです。

「コトコト運動」によってちょっとした姿勢のコツをマスターするだけで、体の使い方が変わっていきます。痩せたい人はより効率よくシェイプアップするために、姿勢が悪くなりやすい人は日々のメンテナンスとして、プロはパフォーマンスアップやケガ予防に。ぜひ今日からトライしてみませんか？

CONTENTS

はじめに……02
本書のメソッドは、こんなあなたにおすすめ！……06
MY STORY……10
私も「コトコト運動」で効果が出ました！……16
あなたの首状態をチェックしよう！……22

CHAPTER 1 猫背&二重アゴに「コトコト運動」がなぜ効くのか？
理由1／猫背&二重アゴの原因は頭の位置のズレだった!?……26
理由2／首が固まっているとすぐに正しい位置に戻すことができない……28
理由3／首は2か所で動くが普段1か所しか動かしていない……30
理由4／首の後ろの筋肉をコトコトゆるめると正しい位置に戻せる……32
効果1／猫背・肩コリ・コリからくる頭痛が治る……34
効果2／二重アゴ・顔のたるみがなくなる……36
効果3／美姿勢で胸が広がりおなかがへこむ……38
効果4／目線が上がって前向きになる、やる気が出る……40

CHAPTER 2 さあ始めよう！「コトコト運動」準備編
STEP1／首の正しい位置を探そう……44
STEP2／正しい座り方と立ち方を知っておこう……46
STEP3／正しい呼吸方法をマスターしよう……48
STEP4／体をよくほぐしておこう……50

CHAPTER 3 いよいよ「コトコト運動」の基本パターン
基本1／両耳に指をさして「首コトコト」……56
基本2／後頭部を押さえて「首コトコト」……58

基本❸／首を前から包むように「首コトコト」……60
基本❹／げんこつのアッパーポーズで「首コトコト」……62
基本❺／横に「首コトコト」……64
習慣の中で「コトコト運動」をうまく取り入れる方法……66

CHAPTER 4
「コトコト運動」の即効&応用編

20秒ですぐ効く！後頭部の下に本を置いて寝る……72
応用❶／二の腕もすっきりする「首コトコト」＋腕回し……76
応用❷／美脚にも効く「首コトコト」＋つま先立ち……78
応用❸／おなかもへこむ！「首コトコト」＋バンザイ……80

「コトコト運動」のQ&A……82
うまくいかないときのチェック方法……84
おわりに……86

CREDIT

撮影／布施鮎美
動画撮影／島本絵梨佳
デザイン／細山田光宣、藤井保奈（細山田デザイン事務所）
ヘアメイク／室橋佑紀、甲斐美穂（ROI）
スタイリング／古賀麻衣子
イラスト／田中麻里子
取材・文／井上菜々子
校正／麦秋アートセンター
編集／鈴木聡子

衣装協力／
ニューバランス（ニューバランス ジャパンお客様相談室）
TEL：0120-85-0997
チャコット
TEL：0120-919-031

QR CODE

よくわかる動画つき！
このマークがついている
エクササイズ・内容は
QRコードにアクセスすると
動画が見られます。

みほん

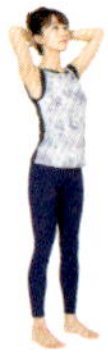

MY STORY

私自身の過去を振り返って

産後、抱っこひもで、猫背がひどくなりアゴのラインがぼやけてしまった私

本書やブロクなどに載せている悪い姿勢の例は、私自身で再現しています。もともと私は悪い姿勢の持ち主だったので、いつでも悪い姿勢ができるんです（笑）。

学生時代の私の写真は、背中が丸く、何となく前かがみになっているように見えますよね。当時は、姿勢が悪いという自覚はまったくありませんでしたし、自分の体に負担がかかっているとも感じていませんでした。けれど、美姿勢を身につけた今では、わざと悪い姿勢をすると体がしんどいと感じます。

大学卒業後、就職してからはダイエットのためにジムに通っていました。そのうちに、「ダイエットを仕事にしてしまえばサボらずにできて一石二鳥！」という発想でフィットネスジムに転職。**27歳までは、エアロビクスインストラクターとしてレッスン**をしていました。

そして、**28歳で妊娠・出産後、しばらくは運動を一切しない生活**になりました。特に運動好きなわけではなかったので、仕事ではなくなった途端に動かなくなってしまったんですね。運動量も使う筋肉も、それまでとは大きく変わりました。

さらに、子育て中は抱っこやおんぶの機会が多くなります。抱っこひもを使うとど

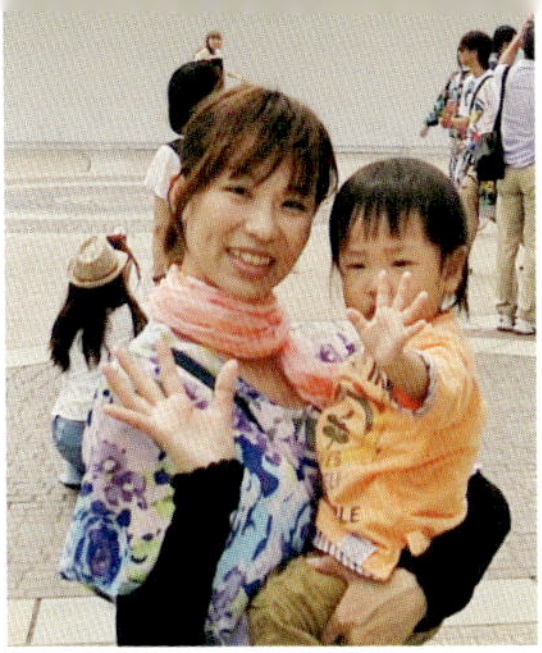

産後、抱っこやおんぶの機会が増え、
抱っこひもで首が前傾していた。

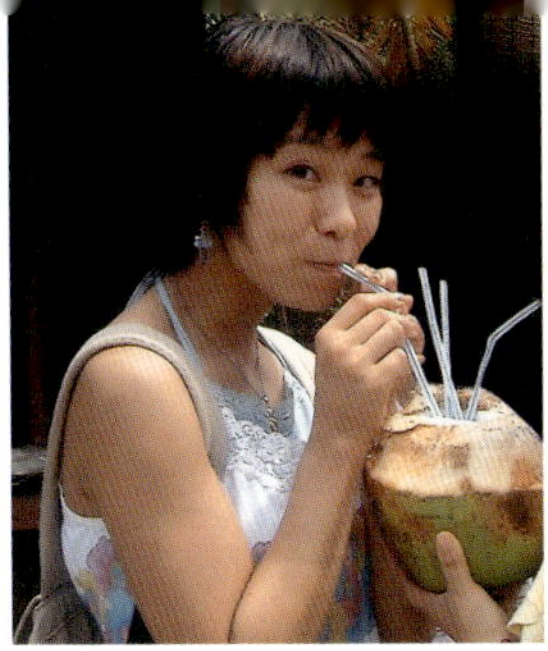

学生時代の私。この頃からすでに猫背。
もともと姿勢がよい方ではなかった。

うしても肩が前に行きますし、前傾姿勢が続きます。そのため、**気づかないうちにどんどん猫背になっていた**のです。

それに伴い、体のさまざまな変化を感じ始めたのですが、何でも「産後だから」で片づけていました。疲れやすいのも、肩コリがつらいのも、おなかがプヨプヨなのも、産後だから。まさかこれらが姿勢に起因しているとは、思いもよらなかったのです。

体の変化はほかにも。かかとの皮膚がガサガサになったのは、子どもを抱っこして歩き回っているせいにしていました。でもこれは、姿勢が悪くなったことで歩き方もおかしくなり、かかとに負担がかかっていたことが原因。

胸がえぐれたように下がったのは、授乳期だから仕方ないと思っていましたが、猫背により胸骨が下がって肋骨が前傾し、つられてデコルテが下がっていたから。

もうひとつ悩みだったのは、**出産前と比べてアゴのラインがぼやけてしまった**ことです。もちろんこれも産後のせいにしつつ、とりあえず美顔器でコロコロ。それだけでケアした気分になり安心していたのですが、根本的な解決にはなっていませんでした。実はこれも、猫背が影響していたのです。

産後に限らず、年齢を重ねるにつれて現れる体型や体調の変化を、「年のせい」にしてしまうことも多いもの。「太っていないのに二重アゴ」「体重が変わらないのにおなかがぽっこり」などが気になる人は、やはり姿勢を見直してみることが大切です。

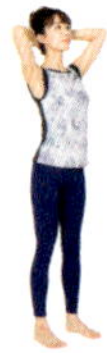

MY STORY

私自身の過去を振り返って

間違った姿勢のまま ジョギングをしたら首を痛めてしまった

体の変化を「産後だから」で済ませようとしていた私ですが、仕事で運動をしていた頃とはあまりにもかけ離れた体調に、やがて危機感を覚えるようになりました。

そこで何をしたかというと、ジョギングです。これなら特別な道具も必要なく、子どもが寝ている間にできて手軽。しかも全身を使う有酸素運動ですから、筋力アップや脂肪燃焼に役立ちますし、気分もすっきりしそうだなと思っていました。

ところが、いざジョギングをしてみると、1㎞ほど走ったあたりでだんだん首の後ろが痛くなり、気分も悪くなってしまいました。**せっかく運動したのに爽快感を得られず、むしろ不調を感じてしまった**のです。結局、ジョギングは初日で挫折。体を動かしたくなくなり、ますます運動不足に陥るという苦い経験になってしまいました。

では、なぜ首に痛みが出てしまったのでしょう。ジョギングを断念したときはまだ気づいていませんでしたが、原因は姿勢にありました。

普段から姿勢が悪くなっていた私は、走るときももちろん間違った姿勢のまま。背中が丸まって首が前に押し出され、**頭の重心がずれていたのです**。そのため、ジョギング中、頭を支える首や肩の筋肉に大きな負担がかかっていました。もしあのまま続

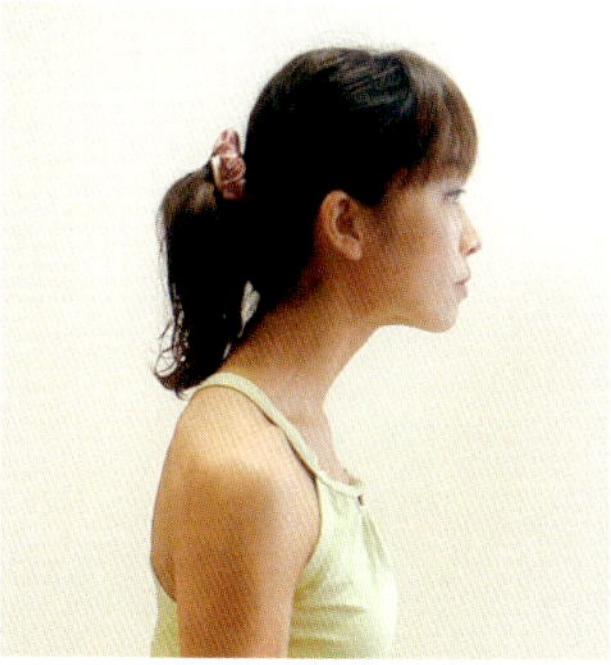

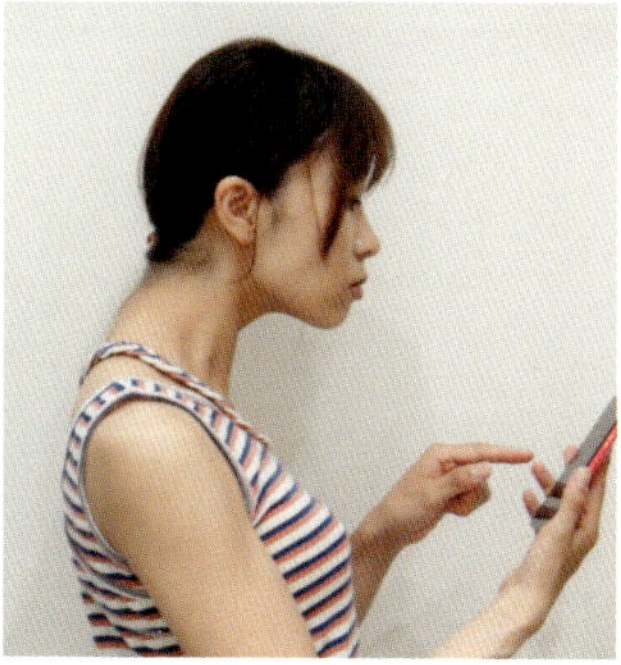

私自身が再現した猫背。スマートフォンの見すぎでも首が前傾してしまいがち。

けていたら、腰や足にも痛みが広がり、ケガにつながっていたかもしれません。

ここに載せている写真を見たとき、みなさんはどう思われましたか?「体と頭がズレている」「やたらとアゴが前に出ている」と感じたのではないでしょうか。以前の私は、この状態で日常生活を送り、ジョギングまでしてしまったわけです。

実はこの姿勢、あなたも決して他人事ではありません。デスクワークでうつむく状態が続いたり、長時間スマートフォンを見ていたりといったことから、誰もが陥りやすいものなのです。街を歩いていても、電車の中でも、カフェでも、多くの人が下を向いてスマートフォンを操作していますが、その間ずっと、**首周りの筋肉が引っ張られて緊張した状態です。**「ストレートネック」や「スマホ首」という呼び名で取り上げられることも多く、**あらゆる不調を引き起こす現代病のひとつ**ともいわれています。

「いつも首がコってつらい」「運動すると痛みが出る」「ジムに通っても結果が出ない」と感じている方はまず、〝無理〟や〝我慢〟をやめること。体の痛みやつらさを無視して運動を続けても、望む結果はなかなか出ません。途中で挫折してしまうか、かえってケガのリスクが高まるばかりです。

現代を生きる大人の体調管理・体型管理は、姿勢が土台となるのです。**姿勢を整えてから動きを増やすというステップで、体を変えていきましょう。**私もあのとき、正しい姿勢でジョギングに取り組んでいたら、結果は大きく違っていたと思います。

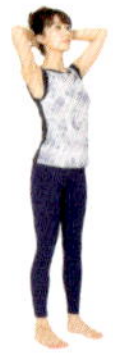

MY STORY

私自身の過去を振り返って

自分で編み出した「コトコト運動」を始めたら猫背が治りアゴが引き締まった

体調が一向に改善しなかった私は、整体というものを初めて受けてみました。そこで整体師に言われたのが、「あなたは肩甲骨を寄せすぎているし、お尻を締めすぎている」ということ。正直、ショックでした。なぜならその頃の私は、意識的に姿勢をよくしようと、一所懸命に胸を張り、お尻をキュッと締めて生活をしていたからです。その努力を否定されたようで、怒りにも似た気持ちになってしまいました。

けれど、**私がよい姿勢だと思っていたものは、実は〝頑張ってつくった変な姿勢〟**。**まさにそこに不調の原因があることに気づいたのです**。そこからたくさんの本を読んだり、整体師の意見を聞いたりしているうちに、「私の頭の位置、おかしい！」ということをはっきりと自覚しました。

はじめは、頭の位置を強引に戻そうとするあまり、反り返る姿勢になりました。確かに頭の位置は戻ったのですが、背中や腰が痛くなるはめに…。そこから、体を無理に反らさずに頭の位置を戻すにはどうすればいいのか、試行錯誤をスタート。徐々に、肋骨を伸ばすことや呼吸の大切さ、骨への意識にたどりつきました。

こうして、約2年かけて形になったのが、最小の動きで最大の効果を狙える「コト

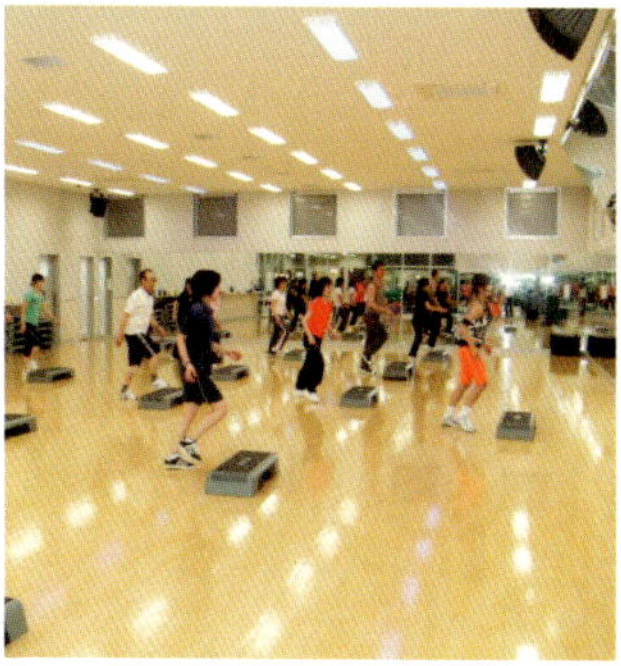

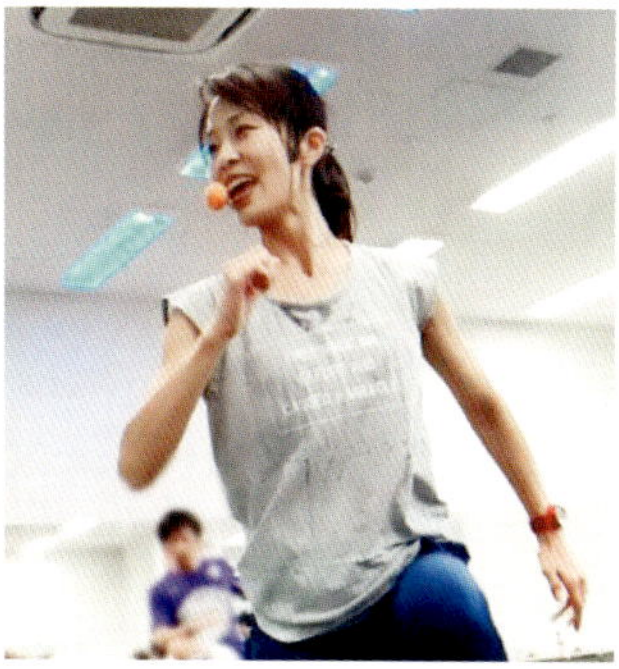

産後、インストラクターに復帰した頃の写真。「コトコト運動」を考案した頃。

コト運動」というメソッドです。自分自身の体験とフィットネス指導経験、そして多くのお客様とのやりとりを通してつくりあげたものです。

自分で編み出した**「コトコト運動」を始めたら、前へズレていた頭が本来の位置へ戻り、美姿勢をキープできるようになりました**。なかなか治らなかった首の痛みや、マッサージをしてもすぐにぶり返す肩コリともサヨナラ。そればかりか、ぼやけた二重アゴやぽっこりおなかを解消し、下がったバストを引き上げる効果もあることを、身をもって体験したのです。そして、これは多くの人に体感してほしいと、強く思うようになりました。

運動不足の解消やダイエットを目指す中で、次のような経験をしたことはありませんか？　フィットネスクラブに入会したものの、痛みが出てつらい。↓結果も伴わないので続けられず、やめてしまう。↓さらに運動不足になり（もしくは太り）、自分はダメだと落ち込む、という悪循環。これは、根性があるなしの問題ではありません。頭の位置がズレたままだったから、うまくいかなかった例なのです。

自分の体とは、一生のつきあいです。痩せられないとあきらめたり、体の変化に見て見ぬふりをしたりせず、自分の体と向き合って大事にしていきたいですよね。**「コトコト運動」のベースは、自分の体とその動きに意識を向けることです**。そこから姿勢が変わり、体型や体調が変わり、心も変わっていくのを、ぜひ体感してください。

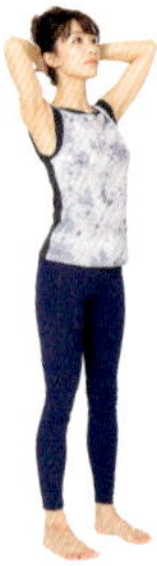

体験した人の声

私も「コトコト運動」で効果が出ました！

"KOTOKOTO"taiken

After

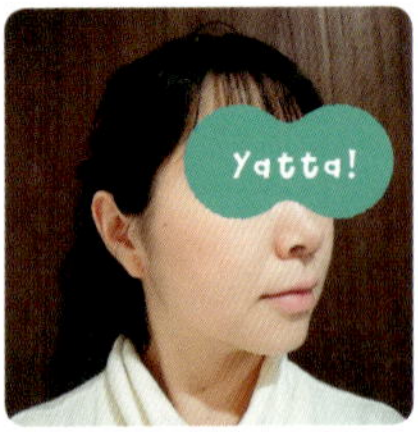

まん丸だったアゴがすっきりシャープに。ほうれい線が薄くなったのもうれしい！

Before

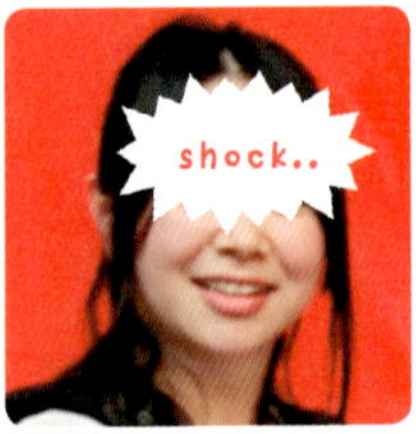

アゴ周りのもたつきや、頬のお肉が下がってほうれい線が目立つのが悩みでした。

Case 1 「1週間で輪郭が引き締まり 1か月でほうれい線が消えた」

A・Fさん（30代・愛知県在住）

産後の写真を見て、自分の顔の大きさやたるみにショックを受けたのが始めたきっかけです。「コトコトするだけで小顔？」と、最初は半信半疑でしたが、**今では本当にやってよかったと思います。それだけでなく、友人にも教えてあげたいと思うほどになりました。**

新田先生の動画を見て、朝の洗顔後や入浴時、子どもが寝たあとなどに取り組みました。効果を感じたのは、なんと始めてまだ1週間くらいの頃。そして2週間後には、ぼやけていたアゴのラインがくっきり出て、コンプレックスだったほうれい線も薄く…！ 舌の位置や上下の歯の隙間を意識するようになり、グッと噛みしめるクセを直せたのもよかったのだと思います。**「コトコト運動」を知らなかったら、きっと今もくっきりほうれい線&デカ顔のまま…と思うとゾッとします。**出合えてよかったです！

インスタやブログの動画、オンライン講座などで
「コトコト運動」に挑戦してくださった8名の事例をご紹介。
体にどんな変化があったのか、どのように効果を感じたのか
リアルなお声をぜひチェックしてください。

"KOTOKOTO"taiken

After

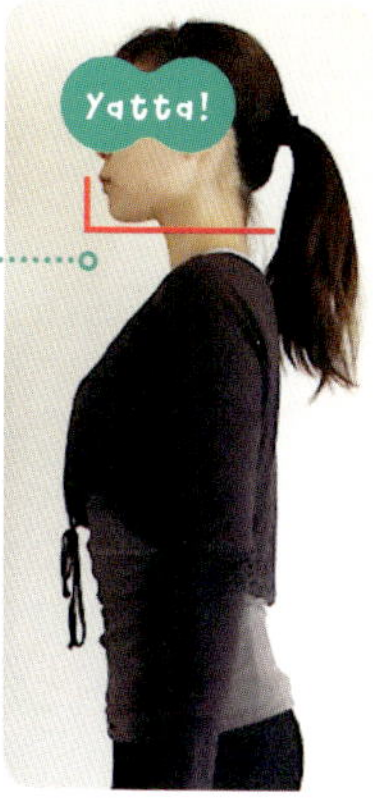

頭が正しい位置に移動したことでアゴの引きすぎが解消。目線もスッと高くなりました。

Before

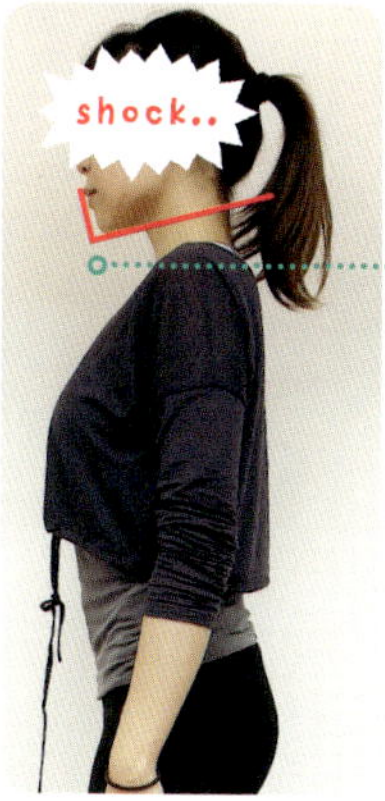

姿勢に気をつけるあまり、胸を張った状態でアゴを引きすぎ、首がすぐに疲れていました。

Case 2 「1回目で頭の位置が変わり足が軽く動くようになった」

Y・Kさん(30代・岐阜県在住)

ヨガインストラクターとして、体の使い方をもっと学んでレッスンをしたいと思っていた時、新田先生の「美姿勢マスター講座」を受講しました。その中で「コトコト運動」に挑戦したのですが、驚いたのは、最初の1回目から効果が出たことです。**頭のつけ根をコトコト動かす小さな運動で、頭がふっと後ろと上に移動した感覚に。**目線も自然と高くなり、「まっすぐ前を見るというのはこういうことだったのか！」と、初めてわかりました。

何より感動したのは、**頭が正しい位置だと歩く時に足がとても軽いこと。**今までと同じ一日の過ごし方でも、特に下半身がラクで、体全体の疲れも感じにくいのです。体はすべて連動していることを、身をもって理解しました。私が教えているヨガの生徒さんの変化もわかるようになり、レッスンの質が変わったのも大きな収穫だと思います。

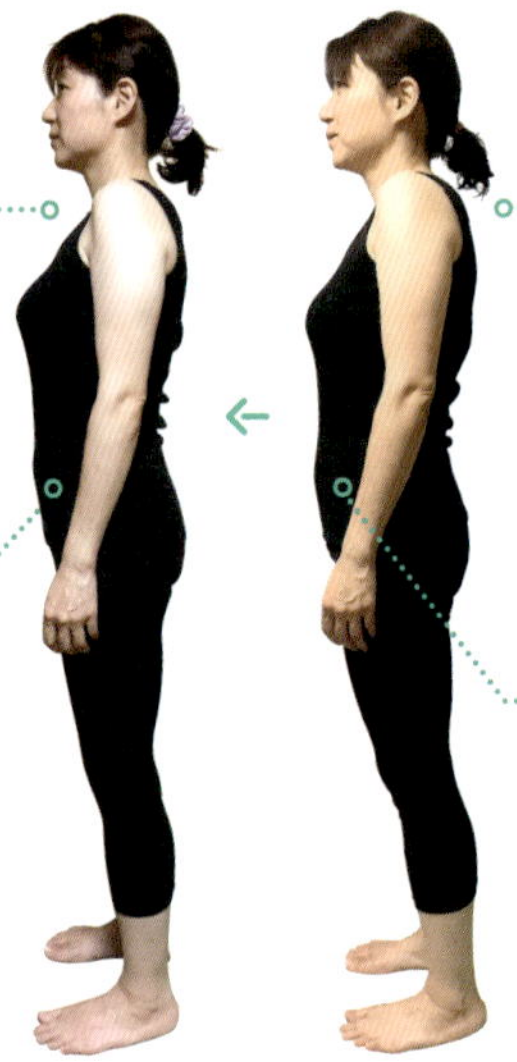

頬やフェイスラインの重さが取れて、肩コリもラクに。バストが引き上がりました。

首が前傾し、肩が上がっているので首が短く見えています。肩コリに悩まされていた状態。

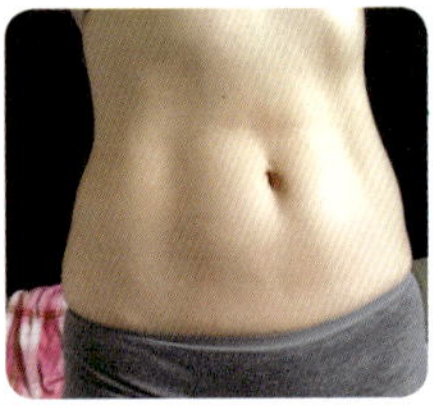

下腹がへこみ、おなか全体がすっきり引き締まりました。おへそもシュッと縦長に変化。

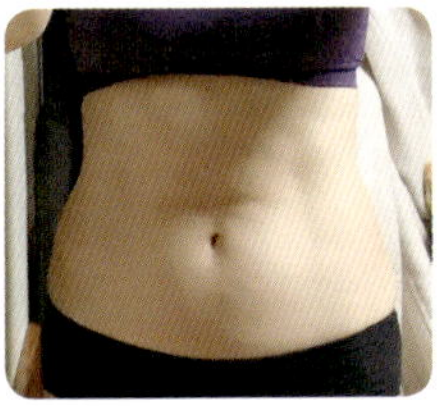

下腹がぽっこりと出て、お肉がボトムの上にのっていました。ウエストもあいまい。

Case 3 「3日で顔と肩がすっきり。1年後にはおなかに縦線が！」

笹田真弓さん（40代・北海道在住）

2017年の夏頃に、新田先生の「あなたに一番必要なエクササイズ診断」という講座を受けました。その後、「コトコト運動」や、ブログで紹介されていたおなかを伸ばす運動、つま先立ちなどを続けました。特に「コトコト運動」は、思いついた時にすぐできるのが魅力。会社でトイレに入った時にもできます（笑）。仕事でヘルメットをかぶるのですが、**「コトコト運動」を3日続けたら、ヘルメットのベルトがゆるくなったんです！** 顔がすっきりして、肩コリも改善しました。

気合を入れすぎず、思い出した時にやるといった感じでゆる〜く続けていたら、1年くらいかけて徐々におなかがへこみました。特に腹筋運動はしていません。**姿勢に気をつけていただけなのに、あこがれの「縦線」まで入ってしまいました！** もっと引き締めたいので、これからも続けていきます。

Before

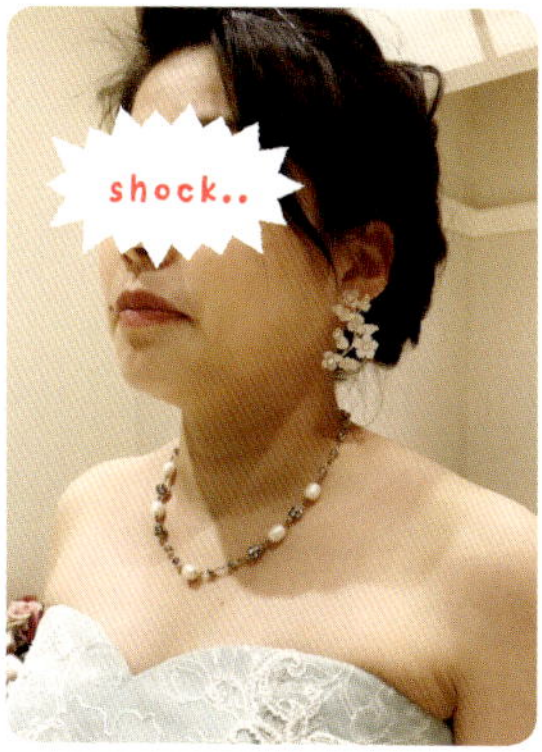

結婚式の前撮りの頃には、自分の中では効果を感じ始めていました。ただ、見た目にはまだ現れておらず、アゴ周りのたるみが気になる状態。

After

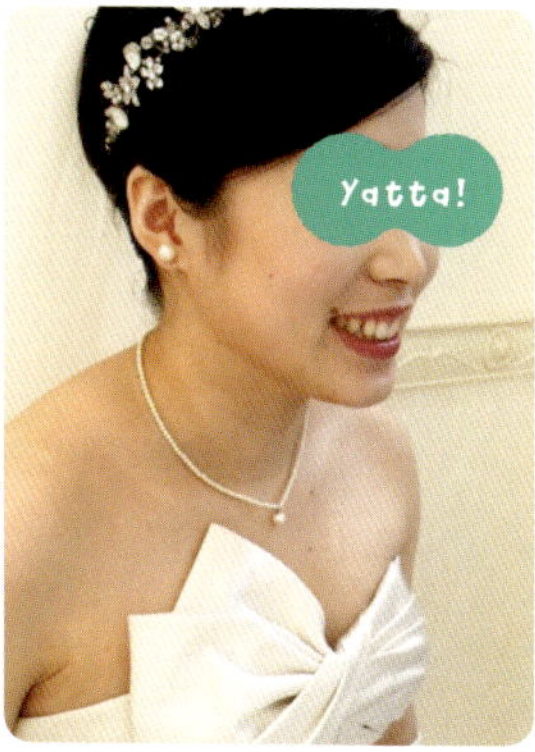

結婚式当日の写真は、アゴのたるみが消えて、フェイスラインがシャープに。首の後ろにあったシワもすっきり目立たなくなりました。

Case 4 「2か月で小顔を手に入れて結婚式本番を迎えられた！」

A・Iさん（20代・沖縄県在住）

結婚式を控えていたので、猫背や二重アゴを何とかしたくて、思いきって新田先生の講座を受講しました。**「コトコト運動」は本当に簡単で、地味な動きなのですが、「意識」ひとつで全然効果が違います。**首のどこを動かしているかや、体の引っ張り合いを意識することが大切だと教わりました。

「コトコト運動」などのボディメソッドを始めて10日後、ちょうど前撮り撮影の頃には効果を実感。さらに続けると、スタートから**1か月後には家族に「アゴ周りがすっきりしたね」と言われました。**そこからさらに1か月。結婚式本番では写真写りがだいぶ変わっていて、うれしかったです！

また、カチカチに固かった肩周りがほぐれたのもよかったです。よくお世話になっていたマッサージ師さんに、「肩周りの癒着が全然違うね」とビックリされたほどです。

"KOTOKOTO"taiken

Case 5 「頭の位置を正しく戻すだけで"5歳若い"と言われた！」

N・Iさん（30代・東京都在住）

本に頭をのせて首を調整する方法（P72）を試したら、**見えない糸で頭が後ろへ引っ張られる感覚が起こりました**。つられてデコルテも上がり、背中の丸みも伸びたようです。**家族には後ろ姿が若返ったと言われました**。この姿勢を忘れないように、仕事の合間に「コトコト運動」を取り入れたら、つらい首コリと顔のむくみが軽減！

After　Before

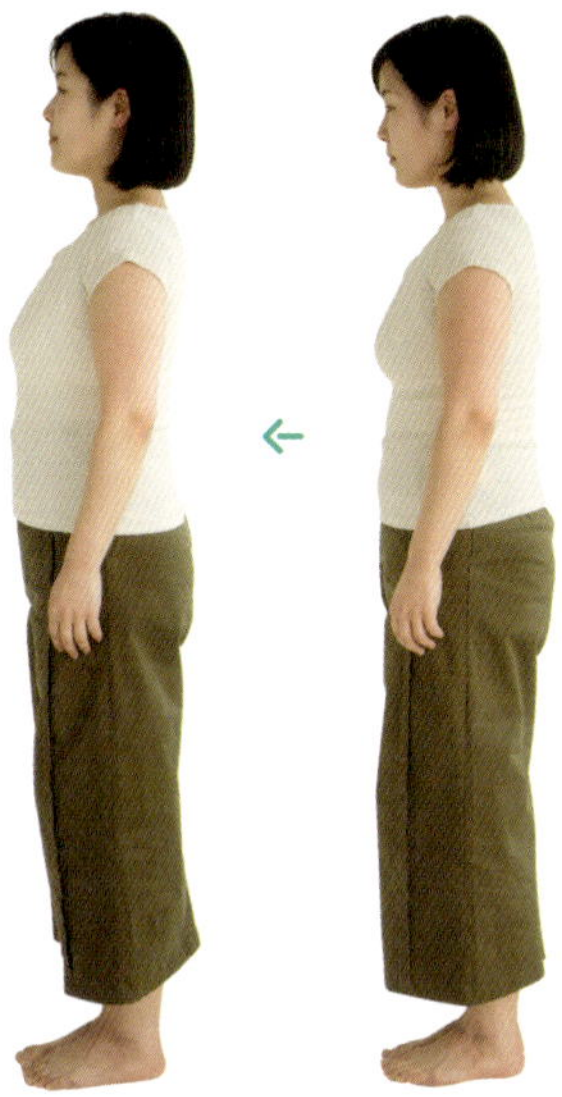

顔はうつむき、胸もおなかも重力に負けている状態から、1本芯が通ったような姿勢に変化。頭、肩、バストトップの位置が明らかに違います。

"KOTOKOTO"taiken

Case 6 「姿勢を崩すのも正しく整えるのも私自身でした!」

C・Kさん（40代・東京都在住）

新田先生のエクササイズは、**日常の体の使い方から学べるところがポイント**だと思います。美姿勢のレッスンを受ける前はひどい巻き肩でしたが、「コトコト運動」に毎日取り組んだところ、**整体師も驚くほど姿勢がよくなりました**。体が常に正しい位置にある感覚を、自分で作り出せるようになったことは、とても大きな財産です。

"KOTOKOTO"taiken

Case 7 「すぐに顔のむくみが取れて埋もれていた涙袋が復活」

田辺沙織さん（30代・岡山県在住）

After / Before

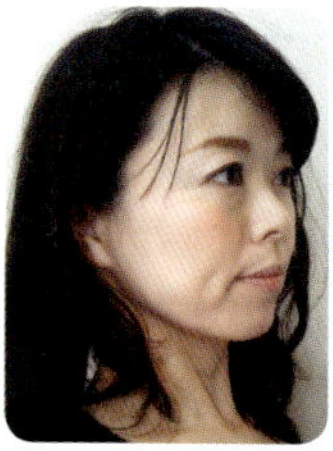

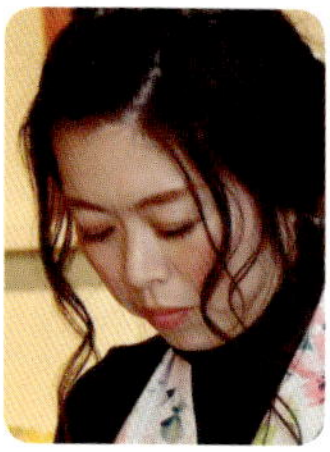

顔がムクムクで、小顔やダイエットと名のつくものにお金をかけていました。「コトコト運動」でむくみが取れて、顔の横幅も縮みました！

新田先生の動画を見て、「コトコト運動」を行いました。車で信号待ちをしている時やお風呂に入る前など、**頻度は1日4～5回ほど。すぐに顔のむくみが取れて目がハッキリするのを感じました。**過去にはエステや鍼、美顔器など小顔のために何でも試してきたので、「今までの苦労は何だったの!?」と驚きを隠せません。

"KOTOKOTO"taiken

Case 8 「お通じがスムーズになり快腸。ぽっこり下腹や腰痛と決別！」

A・Gさん（40代・山梨県在住）

出産後、自己流エクササイズで負荷をかけすぎ、ぎっくり腰に。「コトコト運動」を始めて2週間ほどで、**腰痛や首肩のガチガチがラクになりました。**おなかがつぶされなくなったので**腸も元気になり、排便は毎日順調。**また、毎月1～2回のリンパドレナージュとの相乗効果で、体重は2.5kg、体脂肪は2％減。身も心も軽やかに！

After / Before

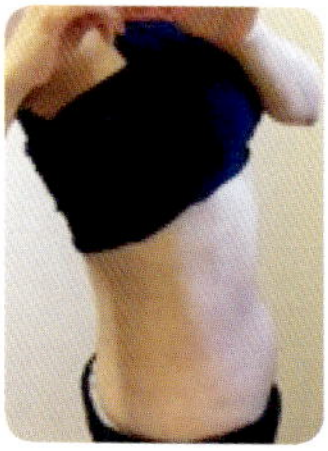

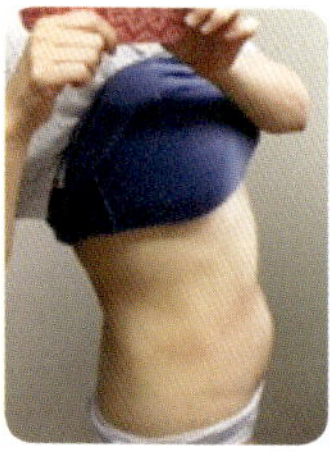

おなかはぽっこり、腰は反りぎみで腰痛を抱えていました。赤ちゃんの授乳中や寝る前に首をコトコトして、ボディラインも体調も変わりました！

あなたの首状態をチェックしよう！

簡単にできて結果がわかりやすいのは、
壁を使って立つ方法です。早速セルフチェックをスタート！

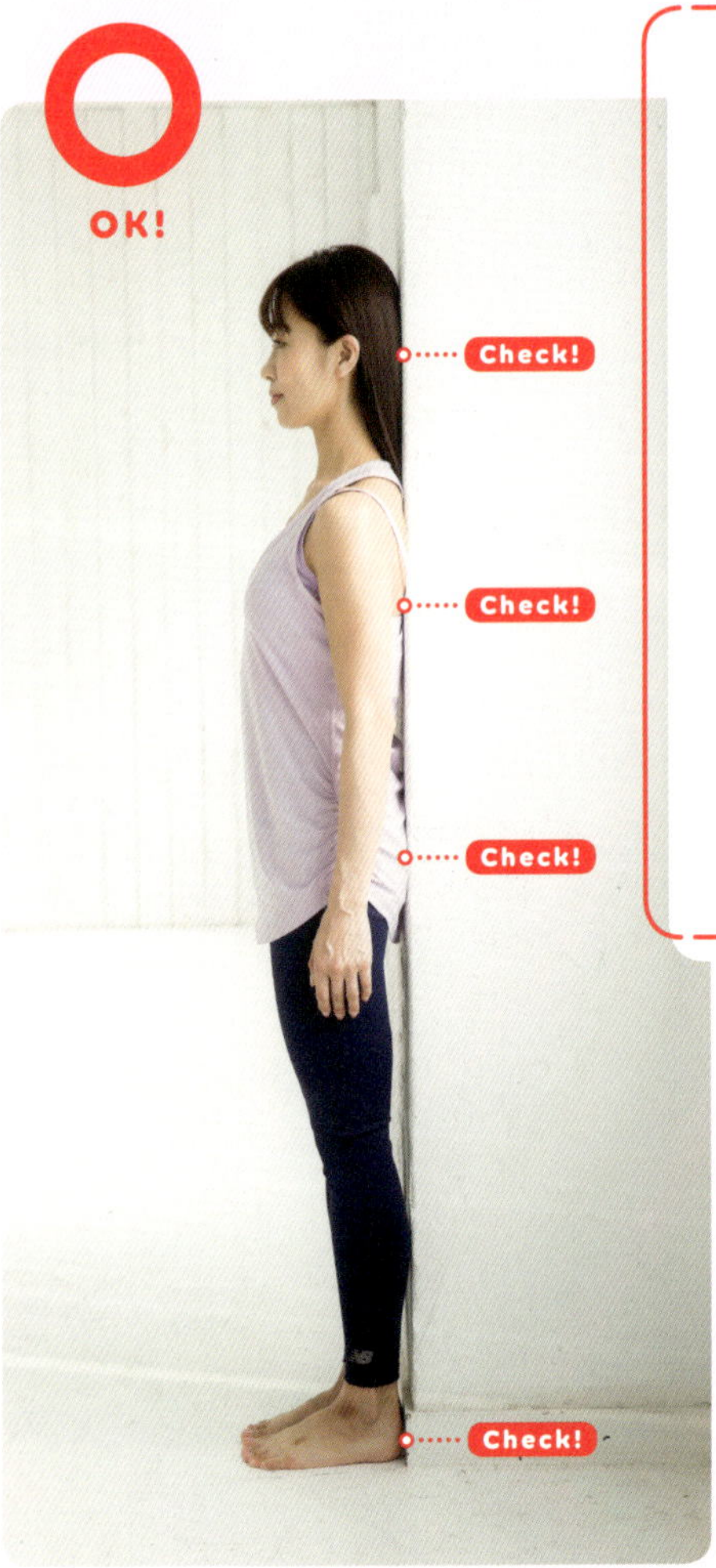

LET'S
START
"KOTOKOTO"

壁を背にして立ち 頭や体のつき方を確認

壁にかかとをつけて、「気をつけ」の姿勢で立ちます。壁と自分の体のどこがくっついているかをチェックしましょう。あなたのかかと、おしり、背中、後頭部は、どうなっていますか？

背中も後頭部もぴったり 壁についていたら◎

足指の裏とかかとの両方に体重をのせ、足裏の筋肉で大地を踏みしめるように。背が伸びたかのように体が引き上がり、おなかや下半身の筋肉もきちんと働くので、シェイプアップ効果も。

真横から撮影して確かめてみるとGOOD

壁を背にして立った姿勢を、真横から写真に撮ってもらうと、より客観的に自分の首状態をチェックできます。頭の先から足先まで全身が入るように撮影しましょう。また、定期的に写真で記録しておくと、自分の体の変化がわかるのでおすすめです。

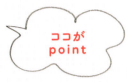

ココが
point

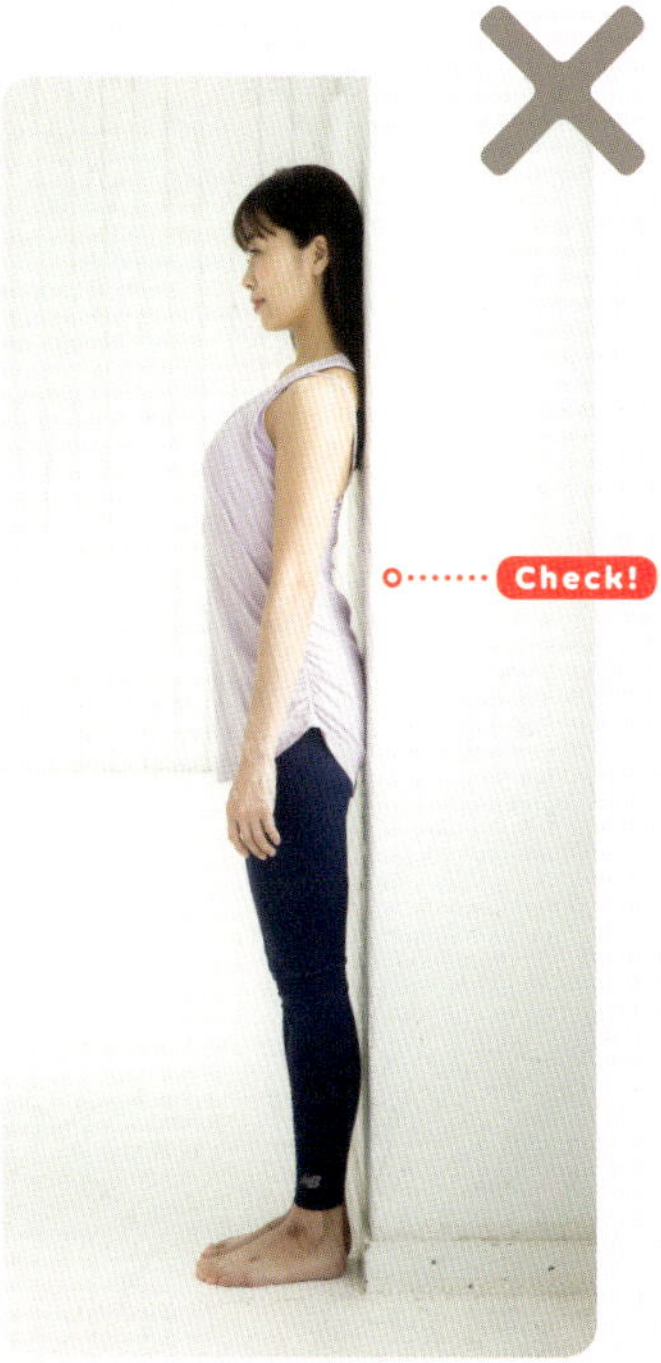

後頭部がついていても背中が浮いていたら×

後頭部を壁につけようとして首を後ろへ倒すと、体が反った状態になり、背中や腰が壁から離れてしまいませんか？　背中をつければ頭が離れ、頭をつければ背中が離れ…という状態は首が前傾しているサインです。

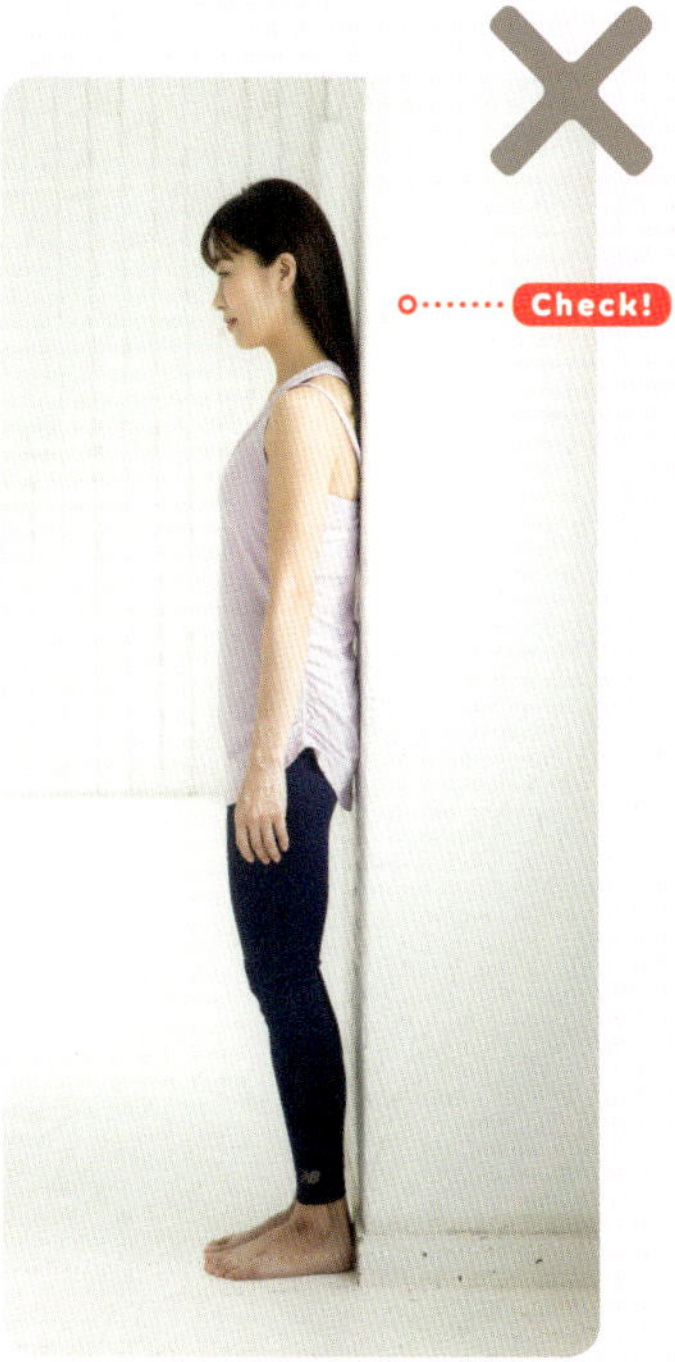

後頭部が離れていたら×

後頭部が壁についていない場合、あなたの首は前傾している証拠。日々のうつむく姿勢習慣が、体にしみついてしまっています。首の前傾によって頭の位置も前方へズレているというサインです。

CHAPTER

1

WHAT IS "KOTOKOTO?"

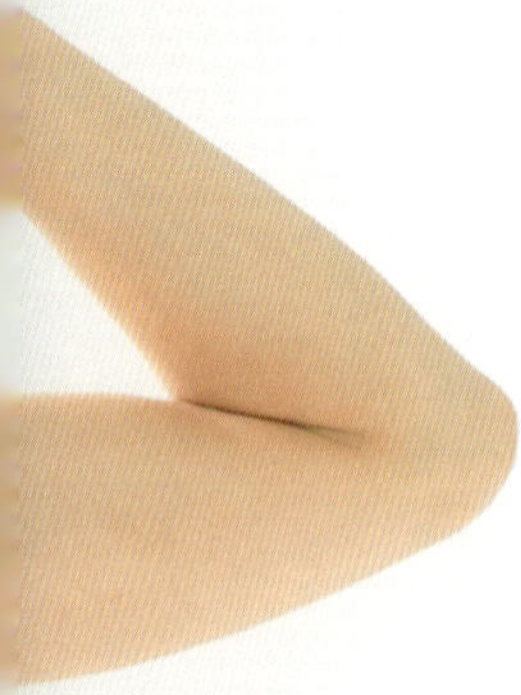

猫背＆二重アゴに「コトコト運動」がなぜ効くのか？

小さな運動が、猫背や二重アゴ、肩コリ改善に効き、さらにはダイエットやポジティブマインドにもつながるのです。この章では、その理由をご紹介します。

首を上下に 1cm動かすだけでいい

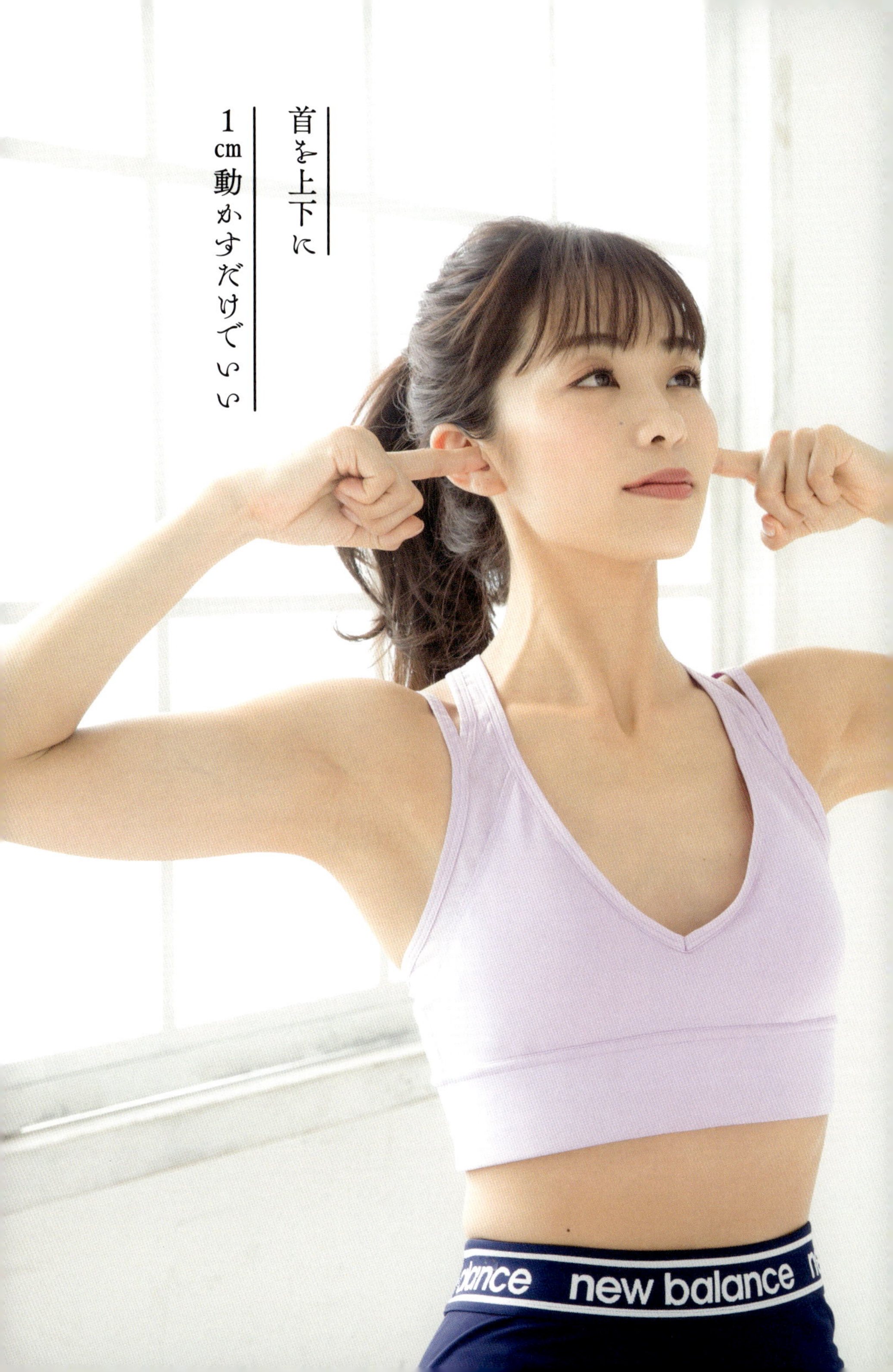

理由 1

猫背・二重アゴの原因は頭の位置のズレだった!?

猫背というと背中が丸まった姿勢をイメージすると思います。けれど、猫背は背中だけの問題ではありません。首が前へ傾き、頭の位置がズレている可能性も多いにあります。

これまで猫背に悩むたくさんの方の体を見させてもらいましたが、頭が前のめりになっているタイプの猫背が増えているように感じます。

横から見たとき、頭が体の軸の上にのらず前方へズレて、アゴが突き出ている…そんな姿勢は「**首猫背**」とも呼ばれ、長時間うつむいて過ごしがちな現代人が陥りやすい猫背です。

この頭の位置のズレは、私たちの体にさまざまな変化をもたらします。首コリや肩コリといった不調を招くことは、容易に想像できますよね。

それだけではなく、多くの女性が気にする、**二重アゴや顔のたるみも引き起こす**のです！

頭が前のめりになると、体という支えを失った状態になります。すると顔はどんどん下へ引っ張られ、たるんでいきます。

「二重アゴが気になるから痩せなきゃ！」と思っている人は、いったん、その思考を手放してみましょう。**根本原因は、首と頭の位置にあるのです**。

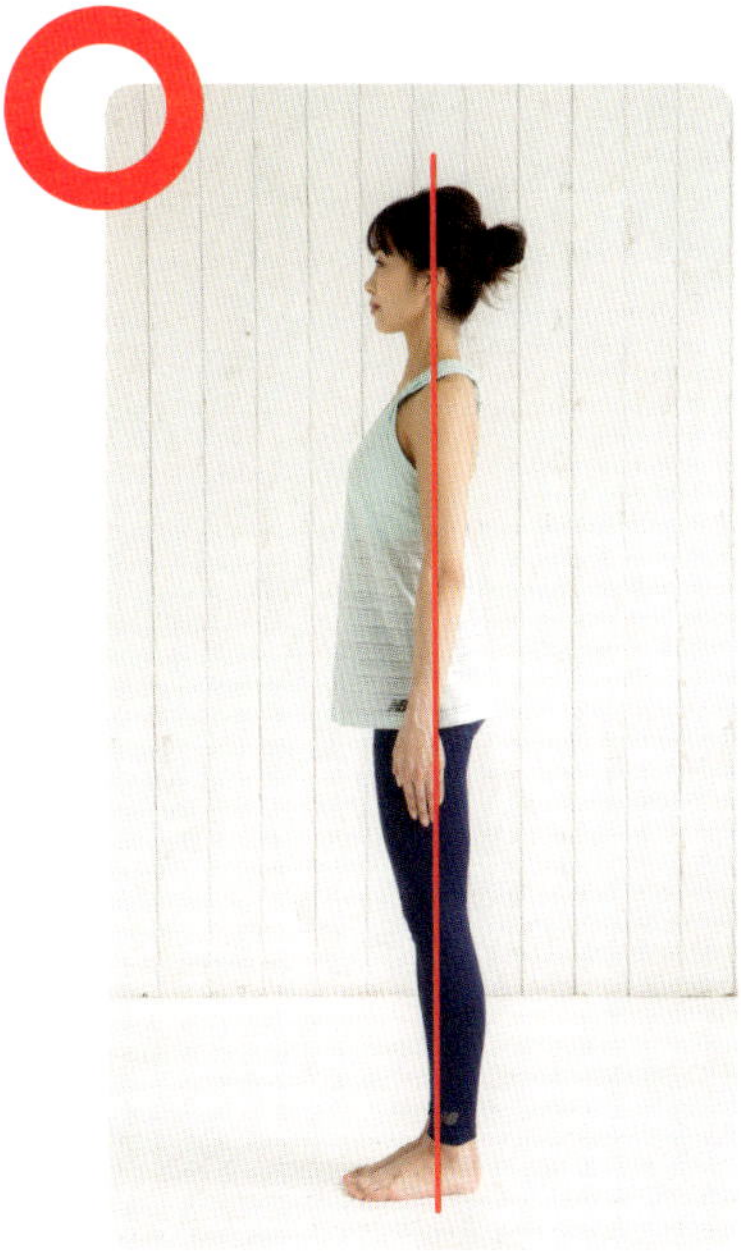

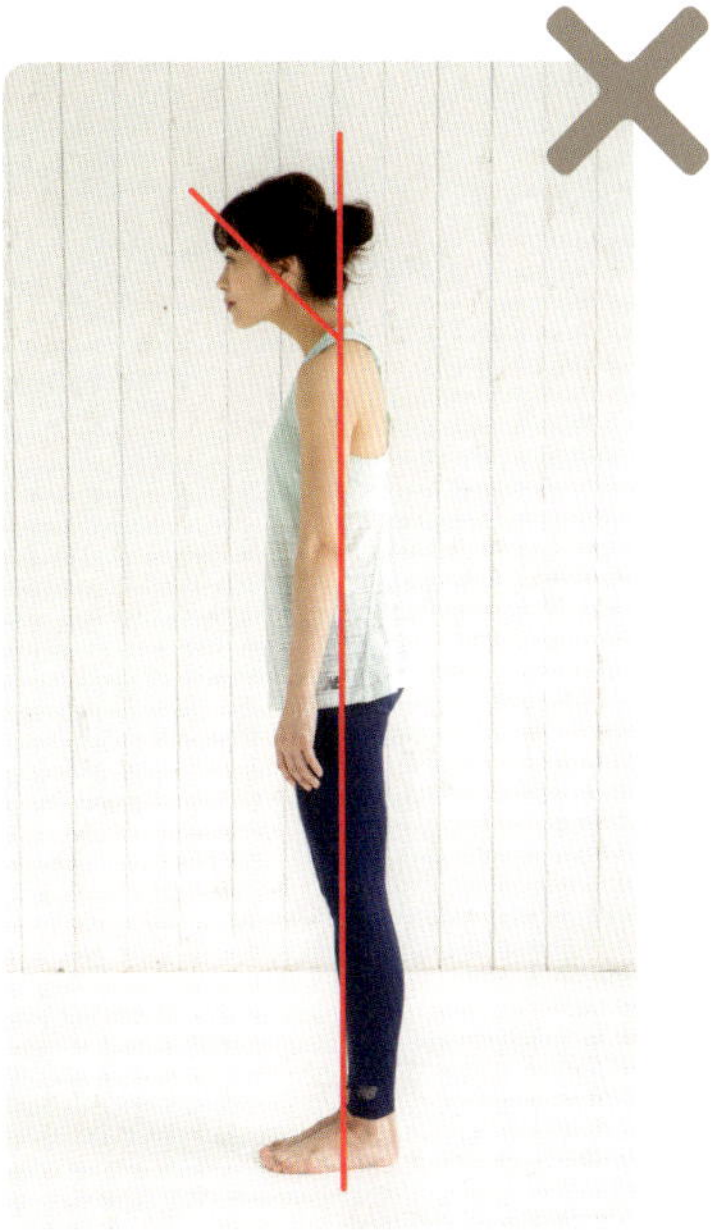

体の軸の上に頭がのり美しくラクに立っている

頭が体の軸の上にきちんとのっている姿勢。背筋が伸び、肩の位置も体の軸に沿っています。頭を首と体でしっかり支えられ、アゴがたるむリスクも少ない状態。

首がガクンと前へ傾いて頭が体の軸からズレている

首が前傾し、頭が前のめりになり、頭が体の軸からズレてアンバランスに。つられて肩の位置も前にズレて、無意識にバランスをとろうとして腰が反りやすく。

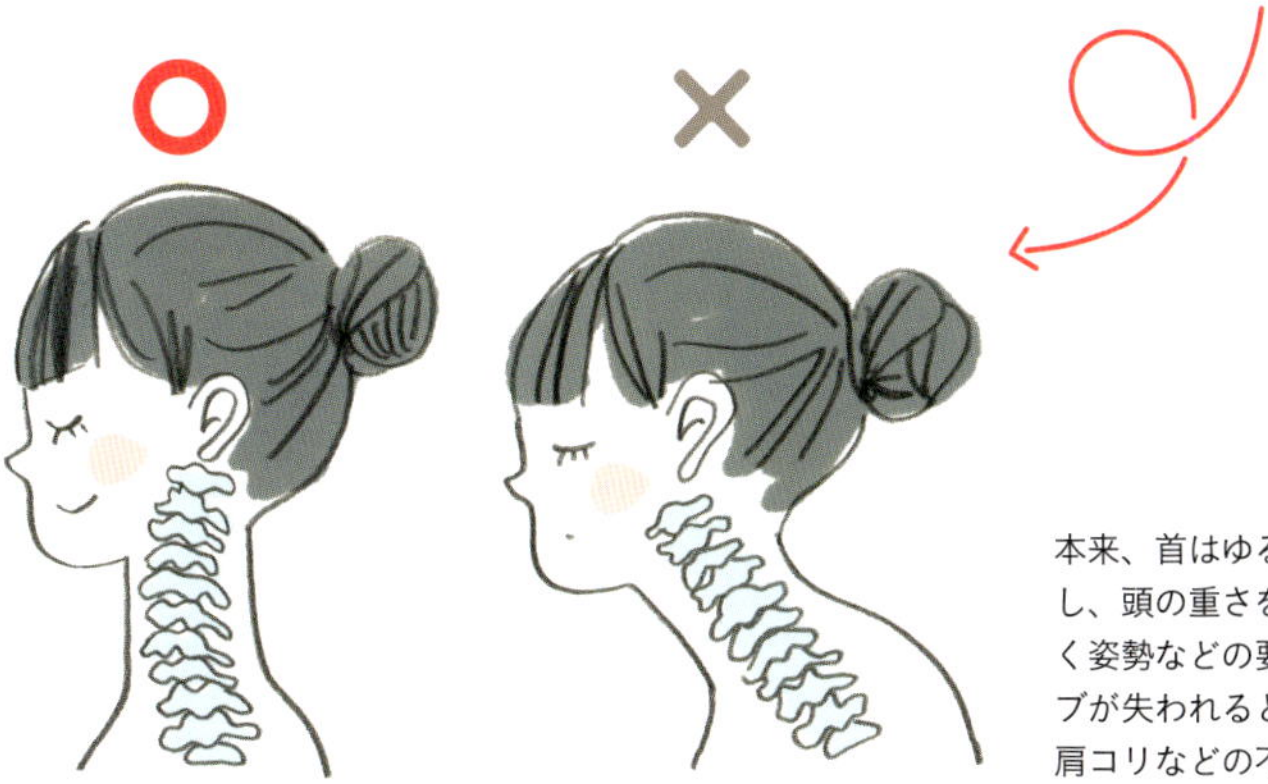

本来、首はゆるやかにカーブし、頭の重さを分散。うつむく姿勢などの要因でこのカーブが失われると、首の痛みや肩コリなどの不調の要因に。

猫背&二重アゴに「コトコト運動」がなぜ効くのか？

理由2 首が固まっているとすぐに正しい位置に戻すことができない

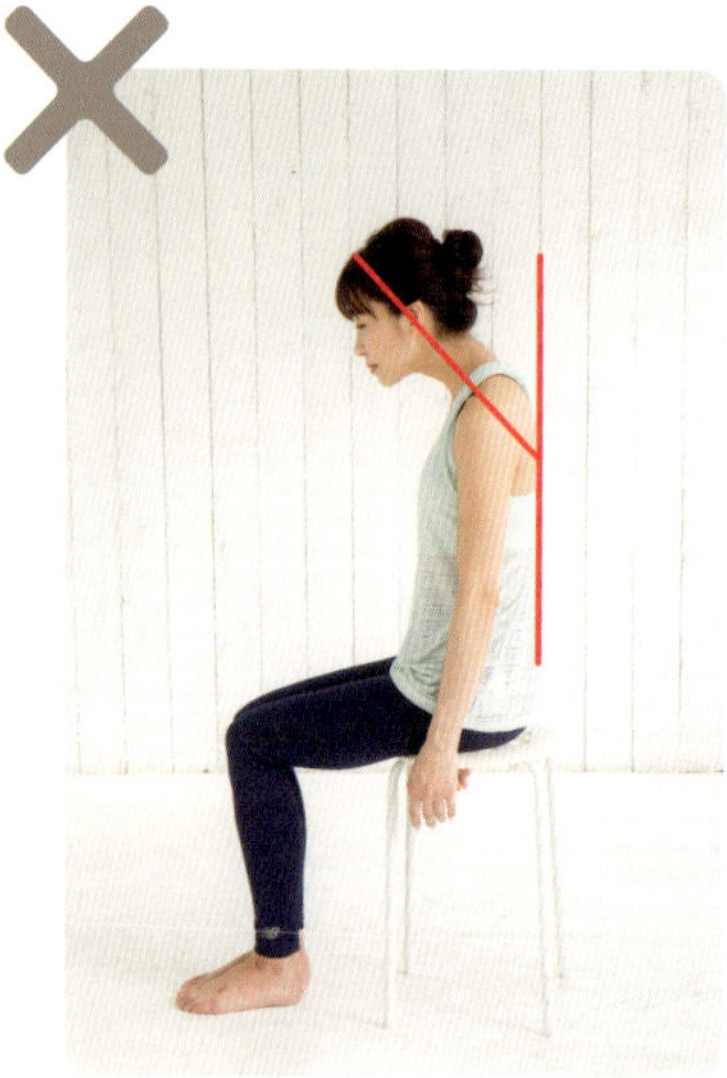

背中のラインに対して首と頭が前へ傾いている

首が前傾して固まり、頭の位置がズレていると、このような状態になります。写真上で背中に引いた線と首に引いた線を見ると、かなり角度がついていることがわかります。

首が傾く原因は、普段の動作のクセの中にひそんでいます。**長時間同じ姿勢でいることの多い仕事や、うつむいてパソコンやスマートフォンを見る習慣**など、誰しも思いあたることがあるのでは。

そして、多くの人は「首の正しい位置はどこか」「自分の首は今どうなっているか」を意識せずに過ごしていると思います。すると首の傾きを元に戻すことなく月日が経ち、そのまま首が固まってしまいます。

日々の積み重ねで固まってしまった首は、すぐに正しい位置に戻すことができません。前に

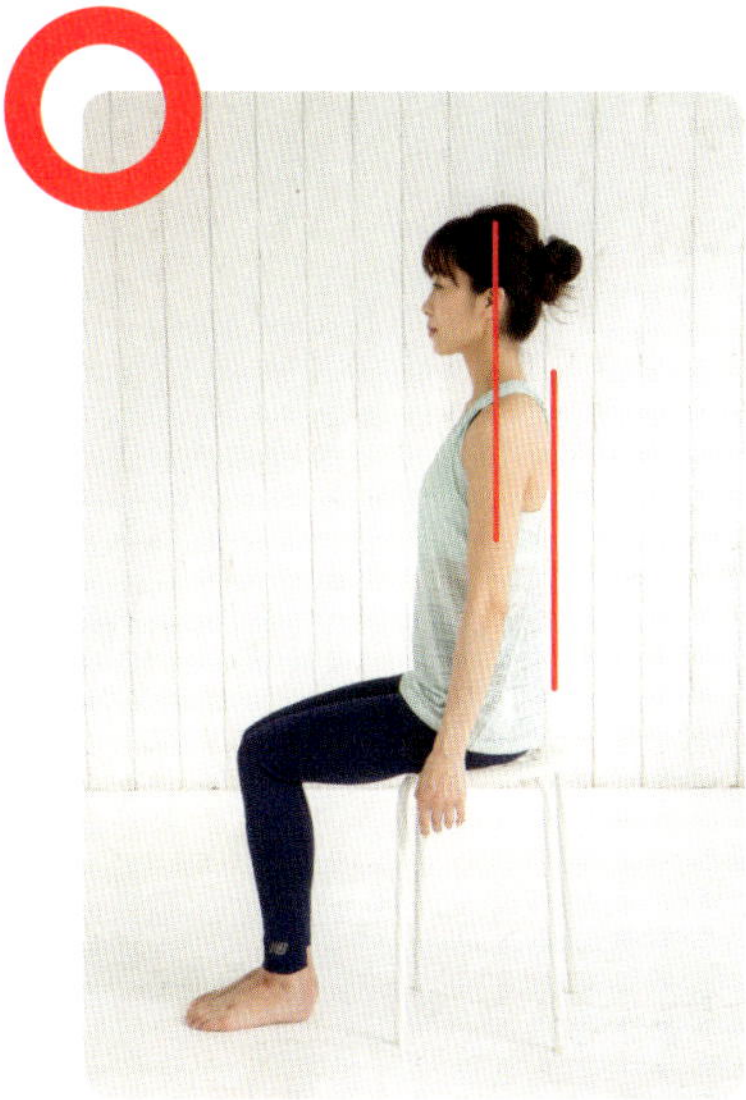

首と頭が正しい位置にあると どこにも負担がかからない

頭の位置が体の軸にきちんと合っている状態。首に引いた線と背中に引いた線がほぼ平行に。猫背にならず、顔や胸が下がらず、おなかはすっきりと伸びています。

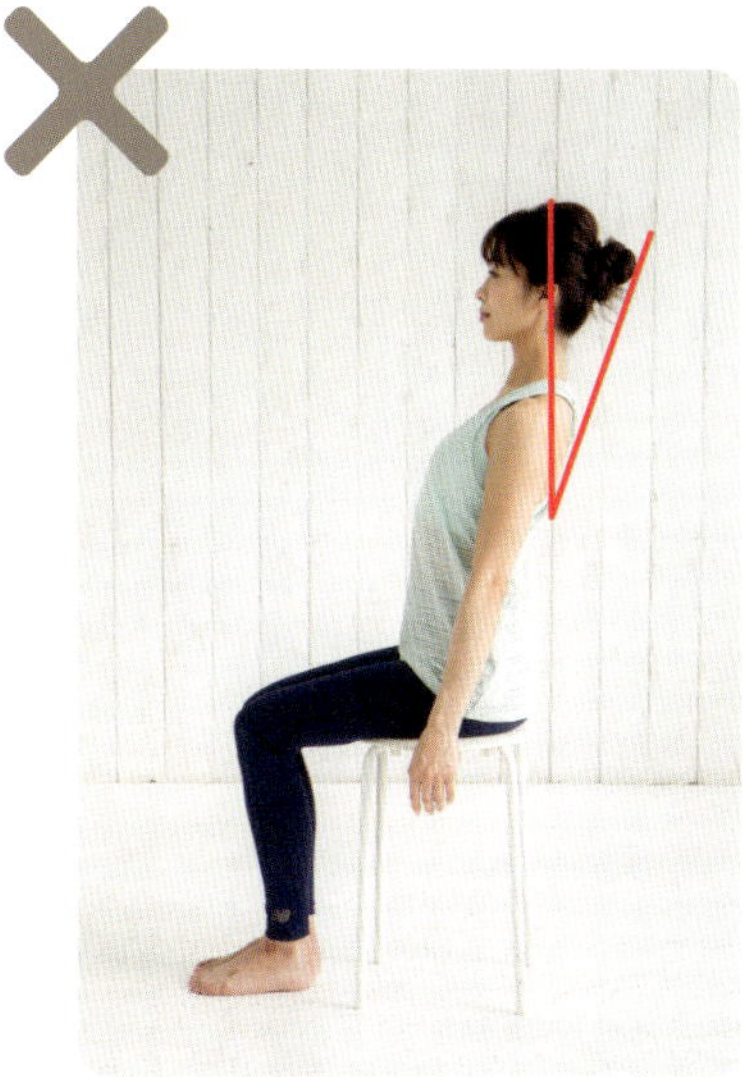

一見、頭はまっすぐだが 背中は斜めに反っている

頭を体の上に戻してみます。首はまっすぐですが、今度は背中が斜めに。つまり、首が前傾して固まったまま頭を動かしても、背中や腰が反ってしまうだけなのです。

倒れた首と頭を「よいしょ！」と後ろへ引いても、今度は体の別の部分がズレてしまうはず。

なぜなら、**体は必ず、どこかとどこかで引っ張り合いっこをしてバランスを取っている**からです。頭を正しい位置に戻したら、腰が反ってアンダーバストが前へ出る。腰を元に戻したら、再び頭が前へ出る。そんな、いたちごっこになりがちです。

固まった首は、焦らず根気よく、自分の体を感じながら戻していくことが大切。正しい首や頭の位置を知り、自力で姿勢を整えられる「コトコト運動」は、まさにうってつけなのです。

猫背&二重アゴに「コトコト運動」がなぜ効くのか？

理由 3

首は2か所で動くが普段1か所しか動かしていない

突然ですが、あなたの首はどこですか…!?

「え、ココに決まってるでしょ」とあなたが思っているその部分、もしかすると首のすべてではないかもしれませんよ。

首とは、頭と胴体をつなぐ場所のこと。つまり、頭とつながっている骨から、胴体とつながっている骨までが首なのです。想像より広範囲でしたか？

ところが、私たちは「頭側のつけ根」の存在を忘れやすいようです。**首の下部＝胴体側のつけ根で大きく動かすクセがつき、首の上部＝頭側のつけ根をあまり動かしていません**。そもそも、そんなことに気づくこともないかもしれませんね。

うつむく姿勢を続けていると、首の後ろ側の筋肉が伸びっぱなしになり、カチカチにコってしまいます。しかも、頭側のつけ根を動かさずに、胴体側のつけ根から頭を前へ倒すため、猫背になり定着してしまいます。

「コトコト運動」では、**普段動かしていない頭側のつけ根を動かしていきます**。今まで存在すら忘れていた場所を、自分の意志で動かすことを楽しんでみましょう。それだけでも**固まっていた首がほぐれて、正しい位置に戻しやすくなります**。

首は上下で動かすことができる

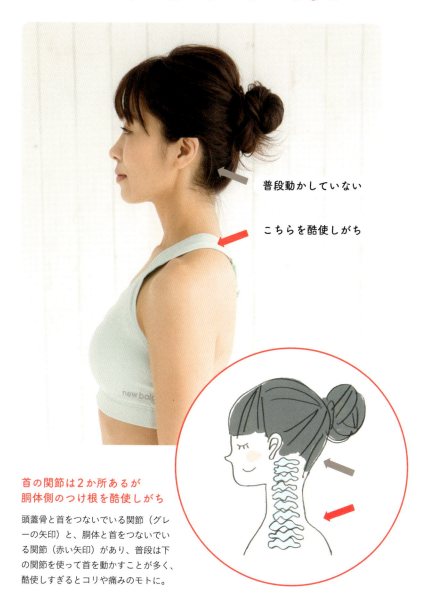

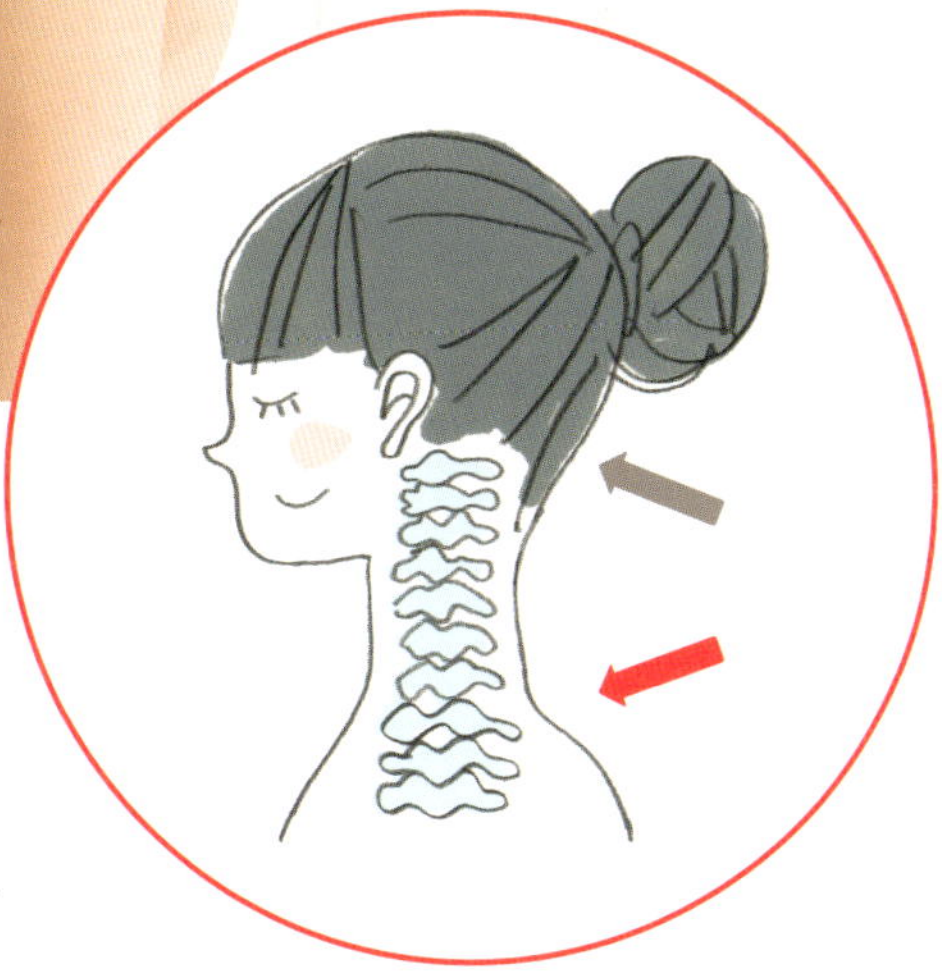

首の関節は2か所あるが胴体側のつけ根を酷使しがち

頭蓋骨と首をつないでいる関節（グレーの矢印）と、胴体と首をつないでいる関節（赤い矢印）があり、普段は下の関節を使って首を動かすことが多く、酷使しすぎるとコリや痛みのモトに。

猫背&二重アゴに「コトコト運動」がなぜ効くのか？

理由4 首の後ろの筋肉をコトコトゆるめると正しい位置に戻せる

体には、動かしやすい場所と動かしづらい場所があります。**動かしづらいところを動かすのが、運動です。**普段から使いすぎている部分を過剰に動かしても、負担が増すだけ。**コリや痛みは、「使いすぎ」のサインです。**日常生活の中で動かせていないところを動かすことがポイントです。

いつも動かしすぎてつらくなっている首の下部（胴体側のつけ根）は安定させて、あまり動かしていない**首の上部（頭側のつけ根）を動かすことで、首をゆるめることができます。**そうすると、首も頭も正しい位置に戻っていくのです。

運動とは、非日常の動作。今まで使っていなかったところを動かすことは、非日常の動きになります。ハードな動きやダイナミックな動きにする必要はありません。わずか1cmの動きでも立派な運動といえます。

首をコトコトするだけの小さな動きで、猫背や二重アゴに効くのは、そういう理由なのです。

大切なのは、自分で自分の体に指令を出して動かす意識。無意識だと、普段使っているところしか動いてくれません。どこを動かすのか明確に意識して、コトコトしてみてくださいね。

STEP 1

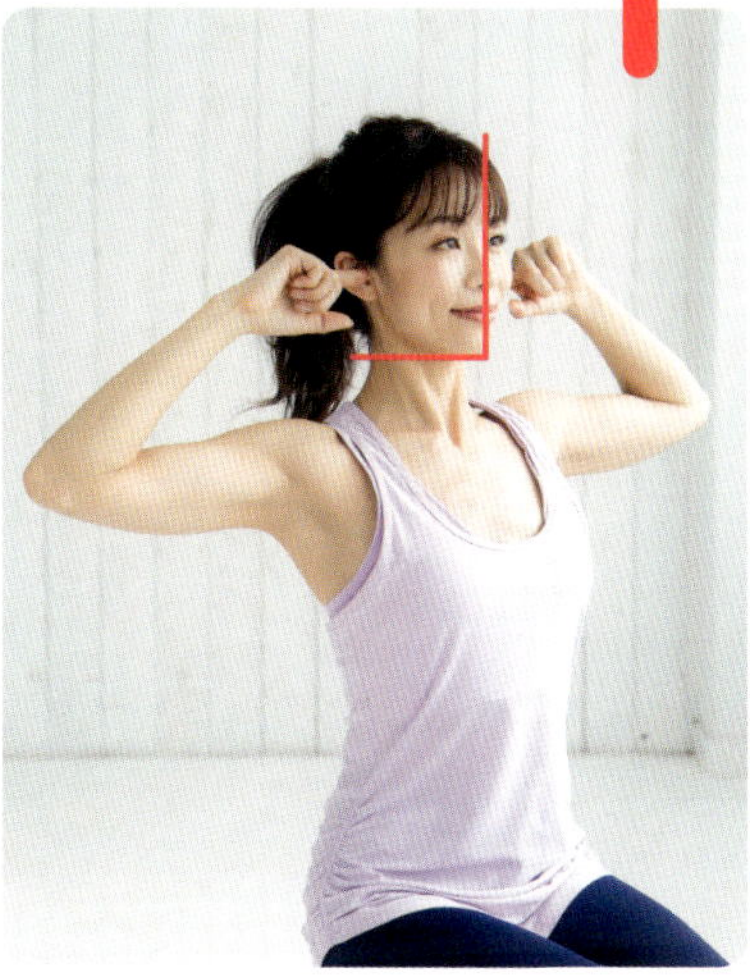

STEP 2

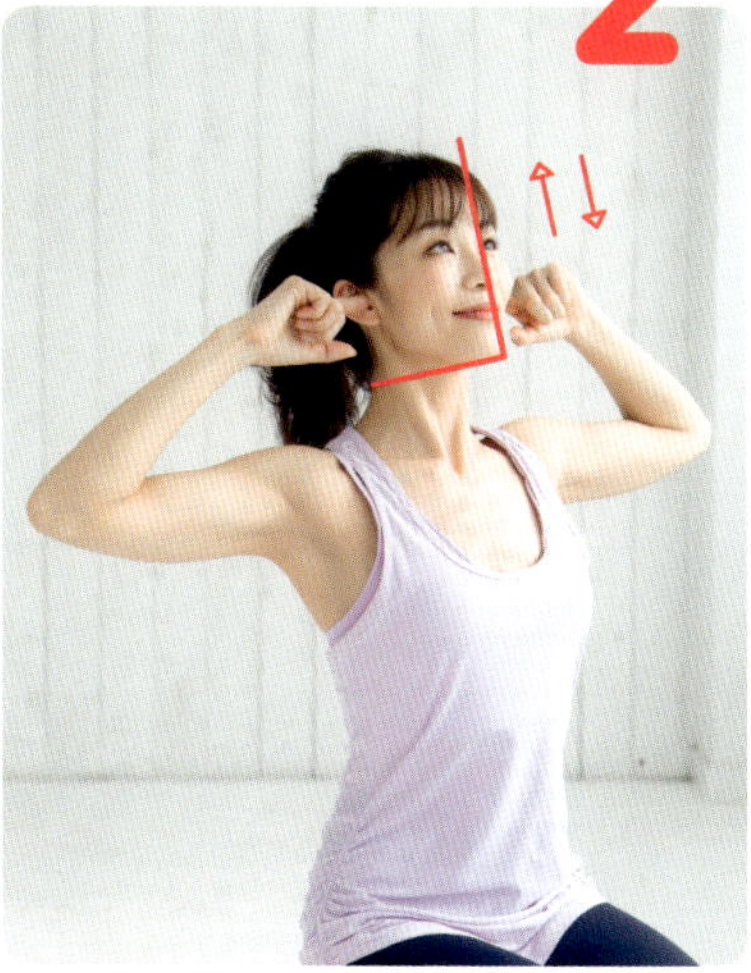

首をコトコトと動かして
首の後ろの筋肉をゆるめる

首の後ろの筋肉をキュッと縮めると、アゴがスッと上がり、アゴを元に戻すと、筋肉は伸びます。これをくり返して首をコトコトと動かすと、固まった首がゆるんでいきます。

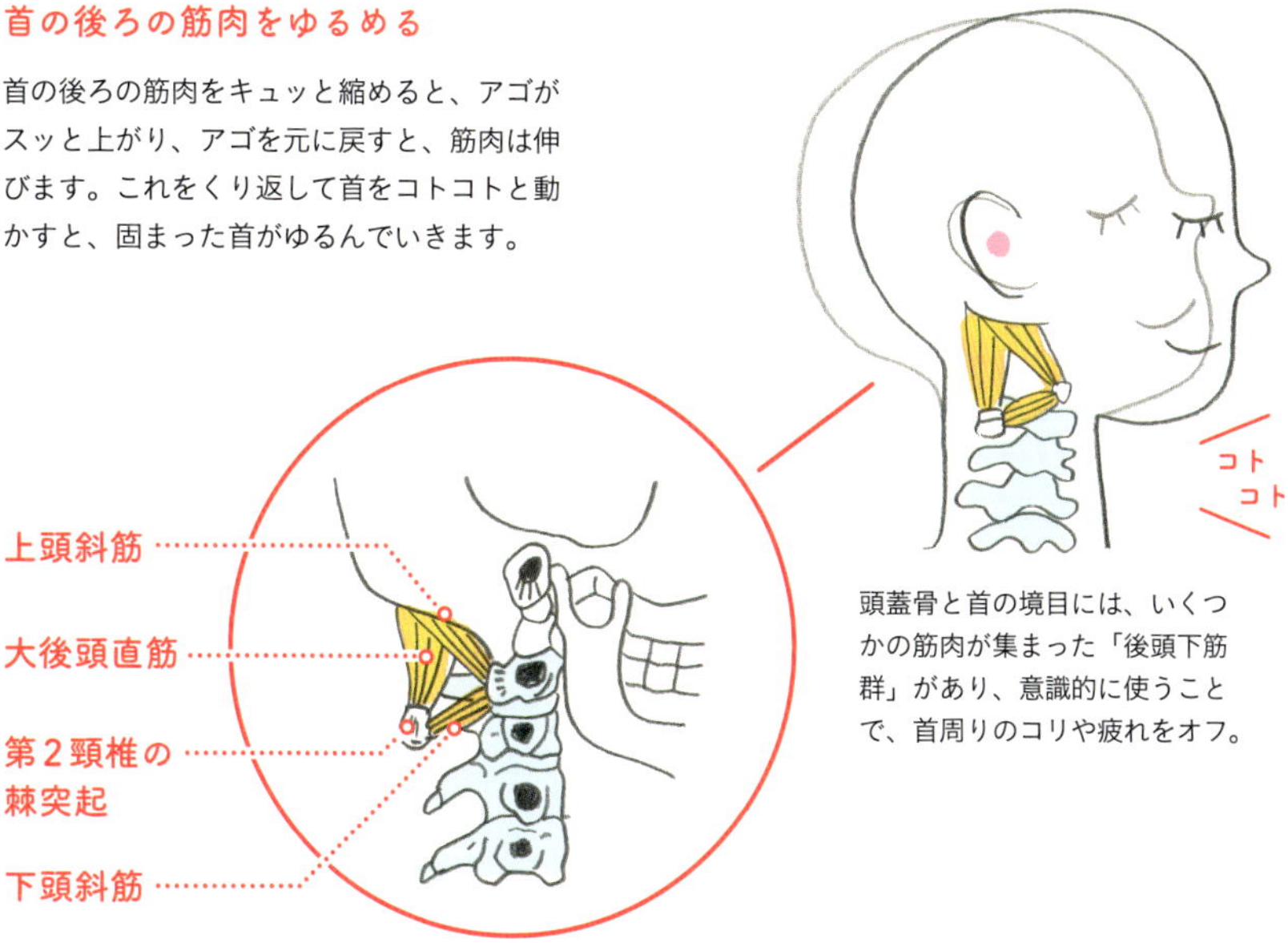

頭蓋骨と首の境目には、いくつかの筋肉が集まった「後頭下筋群」があり、意識的に使うことで、首周りのコリや疲れをオフ。

効果 1

猫背・肩コリ・コリからくる頭痛が治る

首が前に傾いていると、首・肩・背中にマイナスの影響が次々と現れてきます。

首と一緒に頭が前に出ることで、背中が引っ張られて丸くなり、猫背になります。肩が前へ巻かれ、前傾姿勢に拍車がかかってしまいます。

また、胴体側の首のつけ根が動きの軸になってしまうため、**肩にズシンと負荷がかかり、血流が悪くなって肩コリが発生。首そのものへの負担も大きいので、首コリに悩まされる**ことは言うまでもありません。

さらに、首コリと肩コリから頭痛に発展することも。**首や肩の筋肉の緊張から起こる「緊張型頭痛」**です。そのものずばり、「肩コリ頭痛」とも呼ばれているそうです。ひどくなると、頭痛の慢性化やめまい、吐き気を引き起こすこともあります。

「コトコト運動で肩コリが減った」というお声はとても多いのですが、それは、前傾した首を正しい位置に戻し、〝首に負担がかからない〟姿勢をキープできるようになったからです。

とは、自身で体の動かし方を変えること。その結果として、ここで挙げた悩みや不調はいつのまにか解消されるはずです。

首が前へ傾くと、連動して全身に変化が！

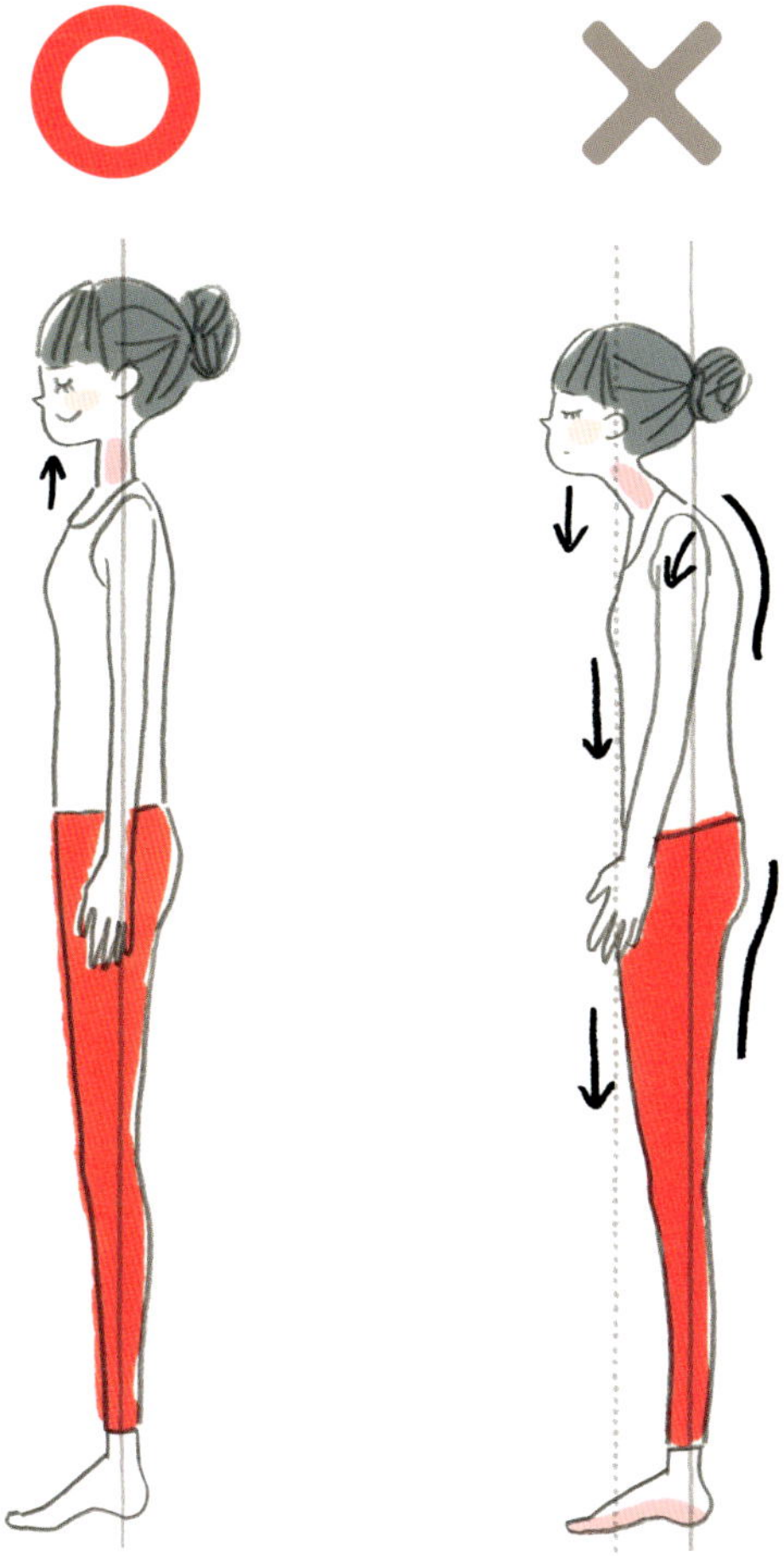

上半身だけでなく下半身にも影響が及ぶ

首が前傾して頭が前のめりになると、頭の重さで肩や背中が前へ引っ張られて猫背に。顔や胸、おなか、おしりが下垂。下半身がゆがみ余分なお肉がついたり、足裏がガサガサになるなど。首を正しい位置に戻せば、連動してほかも改善されます。

効果 2

二重アゴ・顔のたるみがなくなる

しつこいようですが、二重アゴや顔のたるみも、首が傾いて頭の位置がズレることで起きている可能性があります。

大人の頭の重さは約4〜6kgもあるといわれます。ちょっと想像してみてください。5kgの米袋を自分の体にぴたりとつけて持つのと、体から離して持つのとでは、どちらが大変？　言うまでもないですよね。

頭の位置が体の軸より前へズレているということは、正しい位置のときと比べて、重力の影響をかなり受けやすいということなのです。そのため、顔も下へ下へと向かおうとします。

また、アゴを突き出す姿勢を続けると、頬の筋肉の働きで皮膚が下へと引っ張られるため、ますます顔がたるむことに…。

首の前傾がここまで顔に影響をおよぼすのですから、首を正しい位置に戻すことこそ、二重アゴや顔のたるみの解決につながるというわけです。

「コトコト運動」をすると、今まで動かさなかった首の後ろの筋肉がキュッと収縮し、頭皮が後ろへ引っ張られます。これが顔のリフトアップにも関わってきます。顔の血流がよくなるので、顔色が明るくなるのも女性にはうれしいポイントです。

首の後ろの筋肉が縮むと頭皮が後ろに引っ張られる

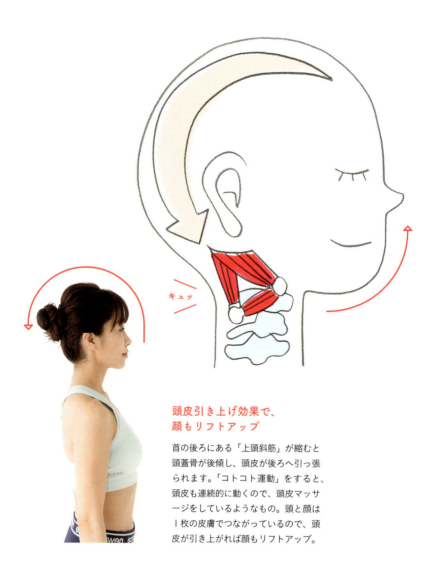

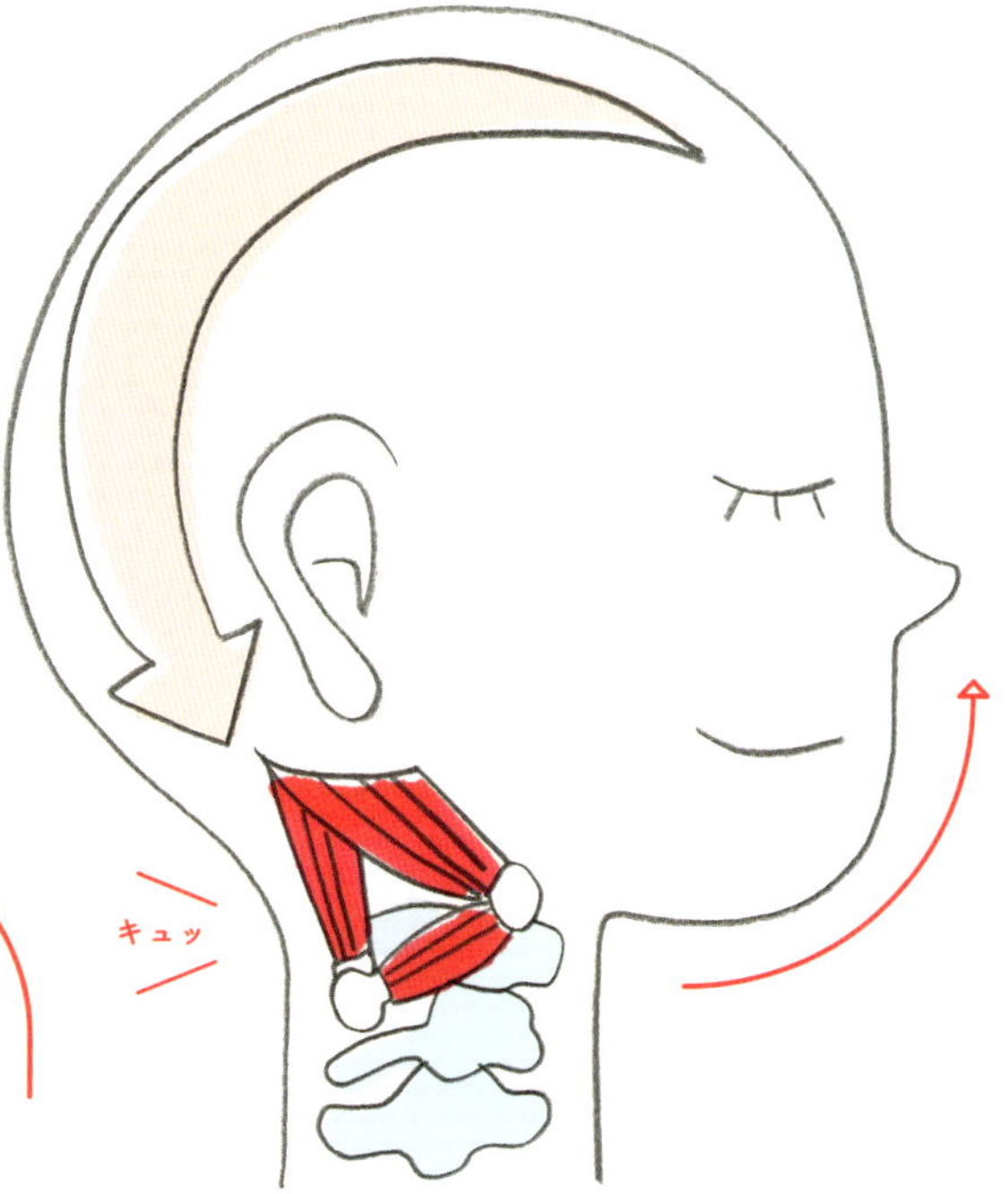

頭皮引き上げ効果で、顔もリフトアップ

首の後ろにある「上頭斜筋」が縮むと頭蓋骨が後傾し、頭皮が後ろへ引っ張られます。「コトコト運動」をすると、頭皮も連続的に動くので、頭皮マッサージをしているようなもの。頭と顔は1枚の皮膚でつながっているので、頭皮が引き上がれば顔もリフトアップ。

効果3

美姿勢で胸が広がり おなかがへこむ

なぜおなかが出てしまうのか、まずは姿勢が崩れるプロセスからお話ししますね。

頭が前にズレると、胸が下がって窮屈な状態になります。すると、骨がないおなかの方へ肋骨が下垂していき、おなかが圧迫されます。おなかは上からも後ろからもつぶされて行き場を失い、ぽっこりと前へ飛び出すのです。

この流れを知ると、どうすればおなかが飛び出さなくてすむか、気づくと思います。そう、おなかをつぶさないことです。

「コトコト運動」で頭の位置を戻すだけで、下垂していた肋骨が引き上がります。胸やおなかが伸び広がり、ぽっこりおなかが自然とへこんでくれます。

おなかが引き上がるように伸びることで、内臓も押しつぶされなくなります。低下していた内臓機能がアップし、便秘やむくみが改善するため、ダイエット&美肌にもつながります。

胸や肋骨が広がると、呼吸も深くなります。深い呼吸は代謝を上げる働きがあり、脂肪がつきにくく痩せやすい体に。

このように、「コトコト運動」で美姿勢を手に入れることが、スリムな体へとつながるのです。

前かがみで
圧迫されていた内臓や骨が解放され、
おなかがへこむ

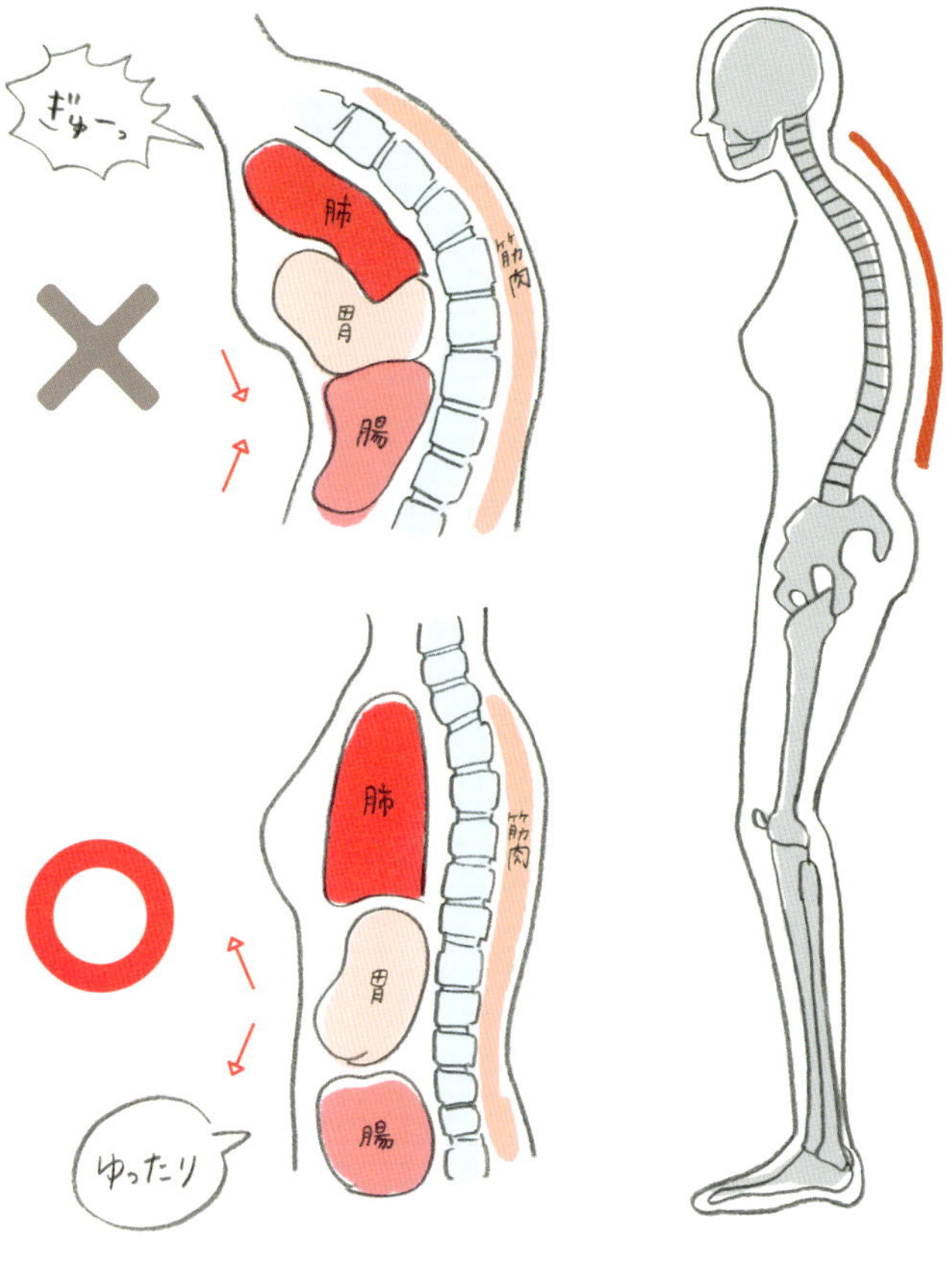

肋骨とおなかが広がる姿勢で深い呼吸を

前かがみになると、体の中では内臓がギューギューに圧迫され、呼吸や消化がしづらくなっています。肩コリ、腰痛、便秘などの不調も。

おなかをへこませるためには、腹筋をするよりも、頭の位置を修正し、内臓や肋骨が解放される正しい姿勢に戻すことが先決なのです。

効果 4

目線が上がって前向きになる、やる気が出る

頭の位置が前にズレると、どうしても下を向く骨格になります。そのまま無理に顔を持ち上げると、首の後ろがグッと詰まるような姿勢になり、とても負担がかかります。

人は、つらいことは無意識に避けようとするもの。首の後ろがつらい姿勢を避けたいがために、つい、下向きの姿勢でいることを選びがち。すると、気分まで下がりやすくなります。

気分を上げるために形だけ前を向くのではなく、前を向きやすい姿勢になろうとする方がうまくいきます。そして、前向きになれる姿勢を作るのが、「コトコト運動」。**首と頭を正しい位置に戻すだけで、目線が上がり、気分もアップ**します。

また、姿勢の崩れによってつぶされていた胸や肋骨が引き上がることで、呼吸も深くなります。この深い呼吸は、私たちの体だけでなく心の状態にも大きく関わっています。

深い呼吸をすると、ネガティブな感情が軽減し、イライラやストレスが解消するといわれます。体内や脳にしっかり酸素が行き渡るため、やる気や集中力が出やすく、疲れが取れやすくなるというメリットも。本当にいいことずくめですね。

After

頭の位置を戻すことで
目線も気分も上向きに！

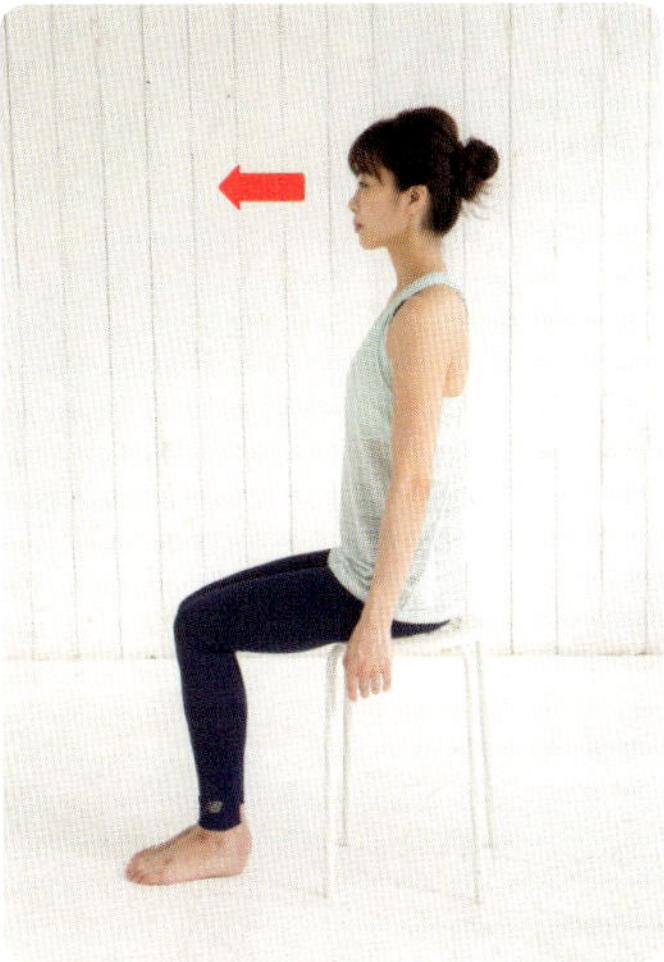

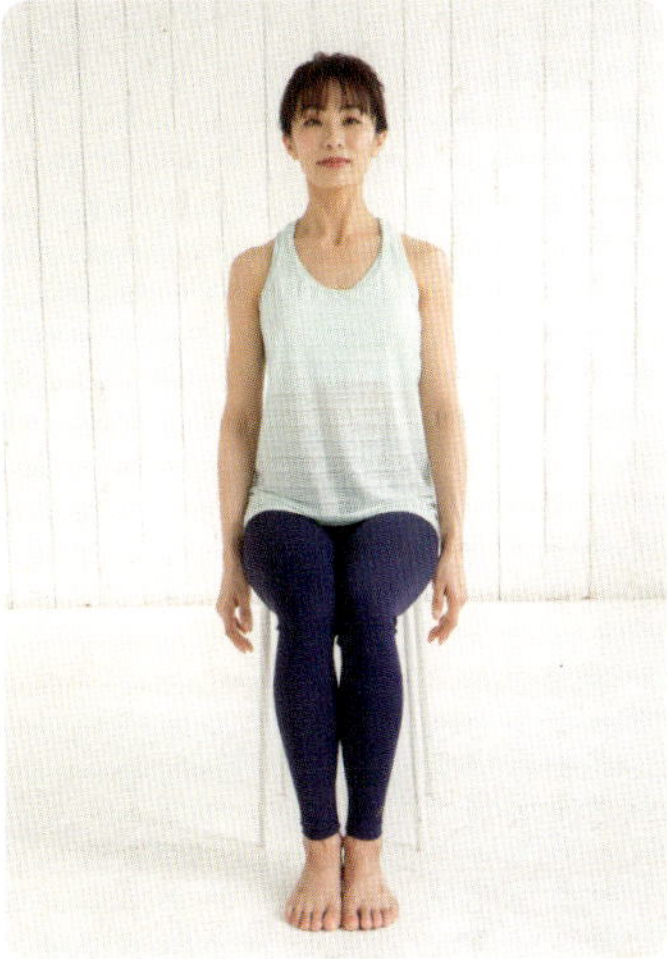

自然と目線が上がり、視界がパッと広がります。気分まで上向きに。印象も明るく。

Before

頭が前に出ることで
目線も気分も下向きに…

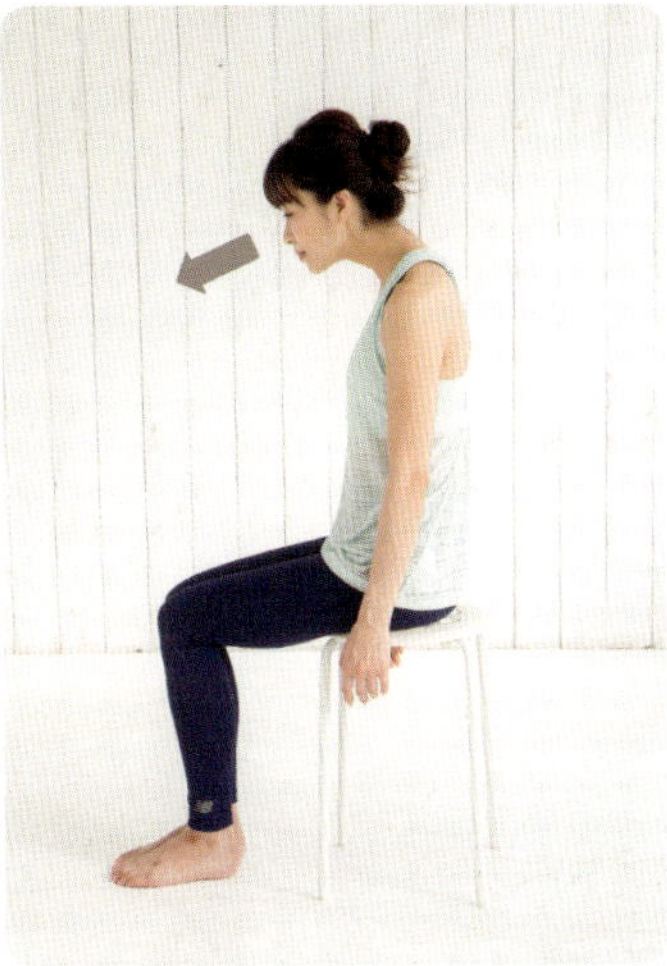

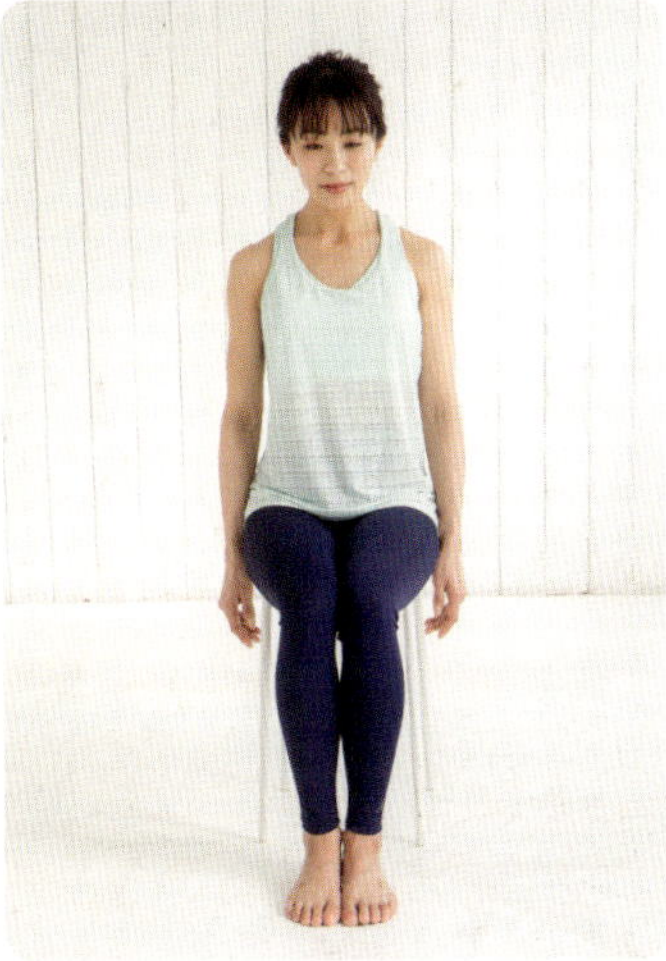

目線が下がり、視野も狭くなります。暗い印象も与えてしまうかもしれません。

最初にやっておきたい大切な準備

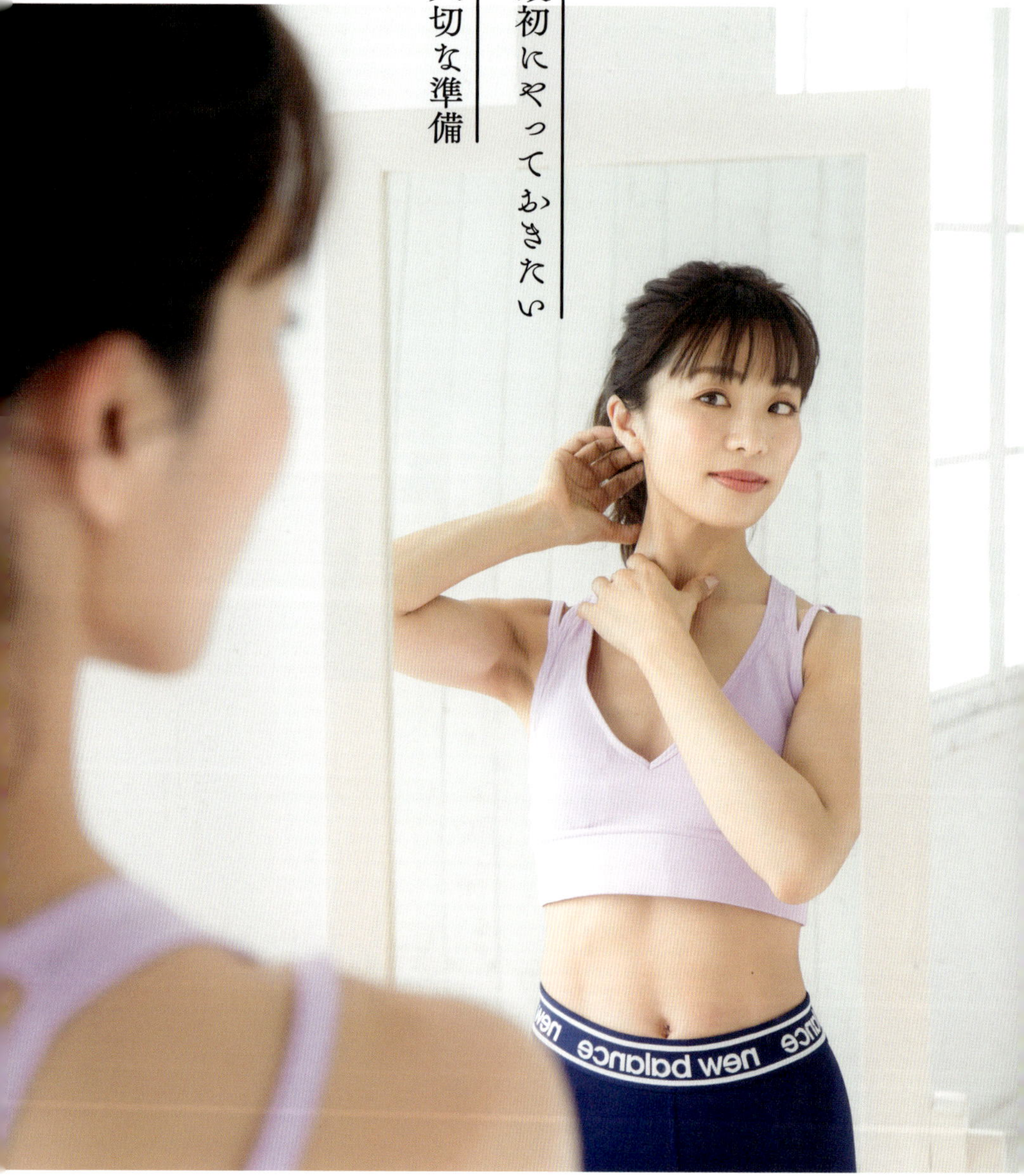

CHAPTER

2

READY FOR "KOTOKOTO"

さあ始めよう！「コトコト運動」準備編

まずは、自分の首の正しい位置や、正しい座り方と立ち方、呼吸法を知ること。また、日頃の姿勢のクセで固まってしまった体を、ほぐしてから行うと効果的です。

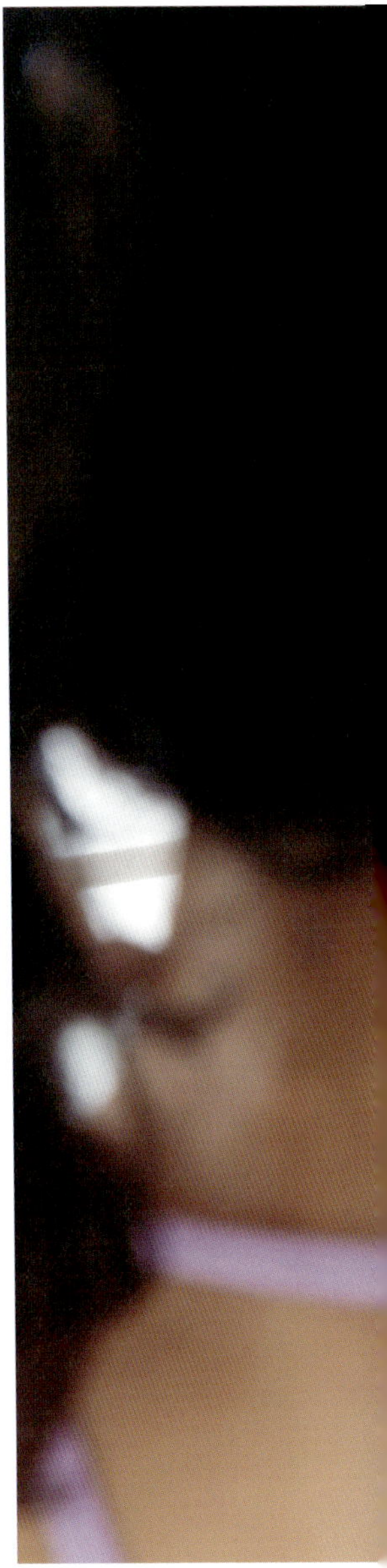

さあ始めよう！「コトコト運動」準備編

STEP 1

首の正しい位置を探そう

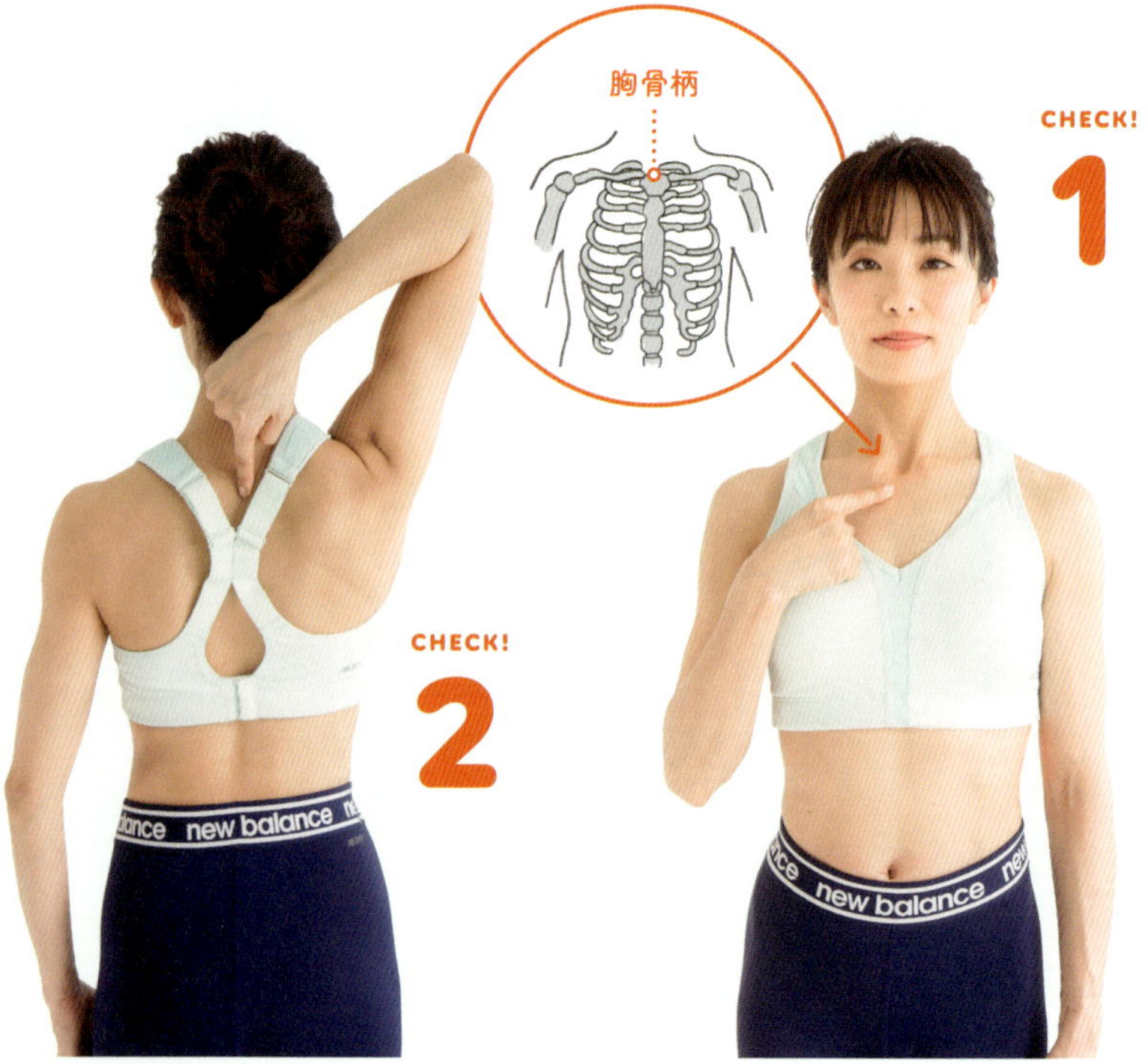

背中の上部にある「胸椎3番」を確認

まず、うつむいた時にボコッと飛び出る首のつけ根の骨を見つけます。その骨を0として、1つ、2つ、3つと下がったところにある骨が「胸椎3番」。

鎖骨と胸骨をつないでいる「胸骨柄」を確認

左右の鎖骨の間にあるくぼみのちょうど下くらいに位置しています。鏡を見ながら自分の指で「胸骨柄」を探り、場所を覚えておきましょう。

動画をチェック!

猫背や肩コリ、二重アゴを解消するために、まず知っておきたいのが「首の正しい位置」。ゴールがわからないままスタートすると、遠回りや迷子になってしまいますよね。

注目するのは、**体の前側にある「胸骨《きょうこつ》柄《へい》」と、背中側にある「胸椎《きょうつい》3番」という骨。この2つが同じ高さになっていること**が、首の正しい位置となります。首が前傾した猫背の方は、「胸骨柄」の位置が下がっています。

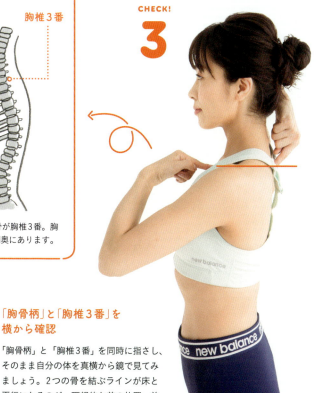

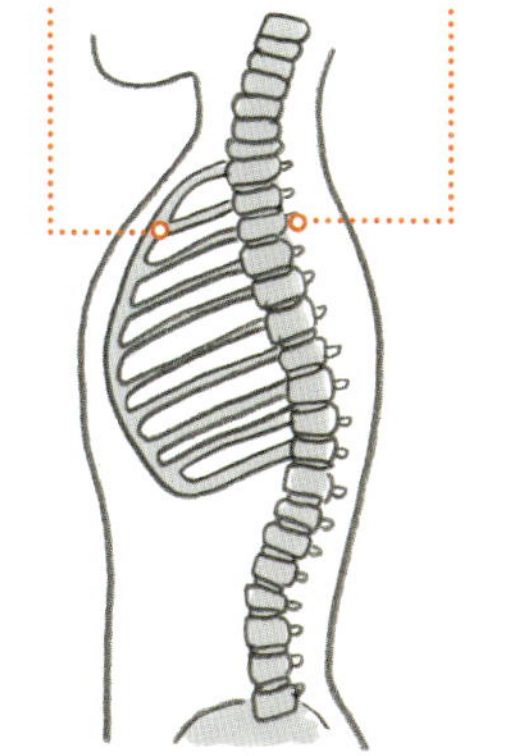

上から10個目の骨が胸椎3番。胸骨柄は前方の内側奥にあります。

CHECK!

3

「胸骨柄」と「胸椎3番」を横から確認

「胸骨柄」と「胸椎3番」を同時に指さし、そのまま自分の体を真横から鏡で見てみましょう。2つの骨を結ぶラインが床と平行になるのが、理想的な首の位置。前下がりの場合、猫背になっています。

さあ始めよう！「コトコト運動」準備編

STEP 2

正しい座り方と立ち方を知っておこう

動画をチェック！

✕

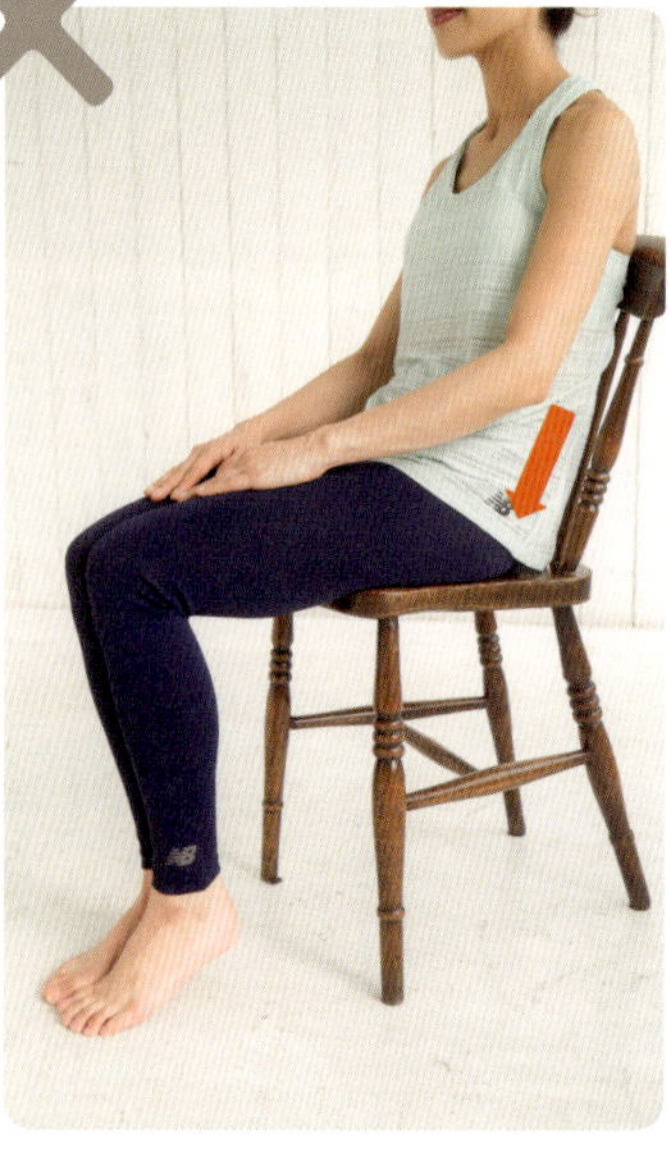

座面との接地面が少ないと猫背や二重アゴを招くモト

浅く腰かけているので、太ももの裏側がほとんどイスについておらず、腰が後ろへ倒れ、猫背になります。ぽっこりおなかや二重アゴを招く、残念な姿勢の見本です。

OK!

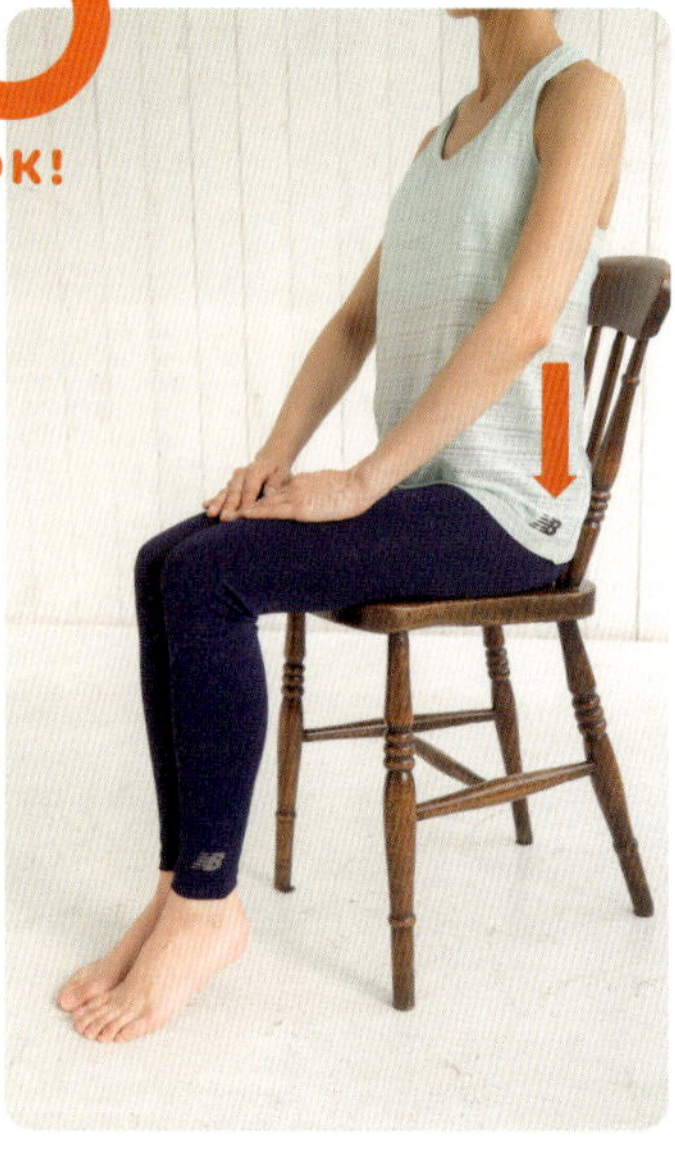

おしりと太ももをしっかり座面につけるとラクに座れる

おしりと太ももの裏側を、座面にしっかりつけて座るだけ。体が安定して、腰が丸くなったり反ったりせず、猫背も防げます。長時間座っていても疲れにくいはず。

実際に「コトコト運動」をするときはもちろん、日常生活の中でも正しい座り方や立ち方が重要です。

ただ、「正しい」を勘違いしている方が多いのも事実。背中だけピンと伸ばしたり、腰が反るほど胸を張ったりすると、正しい＝つらいというイメージを持ってしまいます。**本来の正しい座り方や立ち方は、体にとても優しいもの。**筋肉がきちんと使われ体の巡りもスムーズに。

OK!

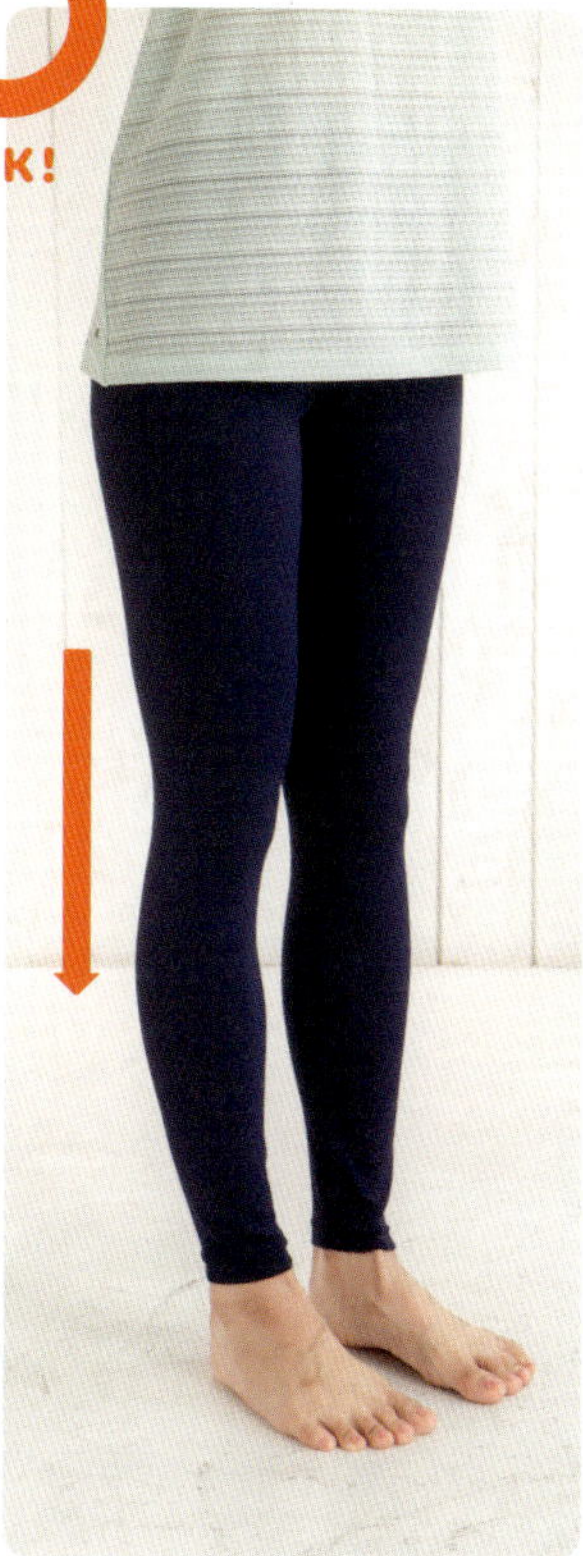

足指の裏とかかとの両方に均等に体重をのせて立つ

足指の裏とかかとの両方に体重をのせ、足裏の筋肉で大地を踏みしめるように。背が伸びたかのように体が引き上がり、おなかや下半身の筋肉もきちんと働くので、シェイプアップ効果も。

動画をチェック!

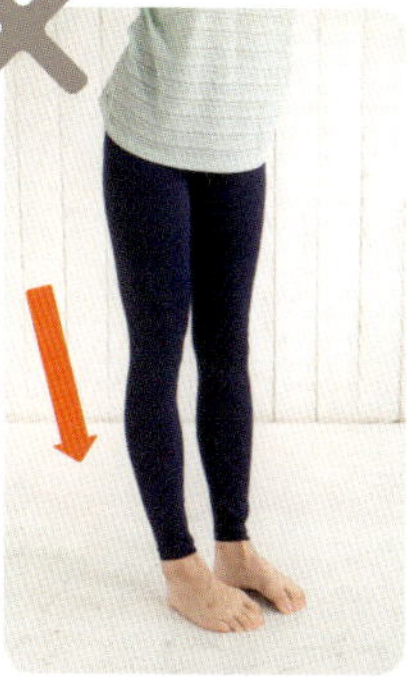

「かかと重心」で親指が浮きぎみ。足指で地面を踏みしめられず、体が安定しづらい立ち方です。

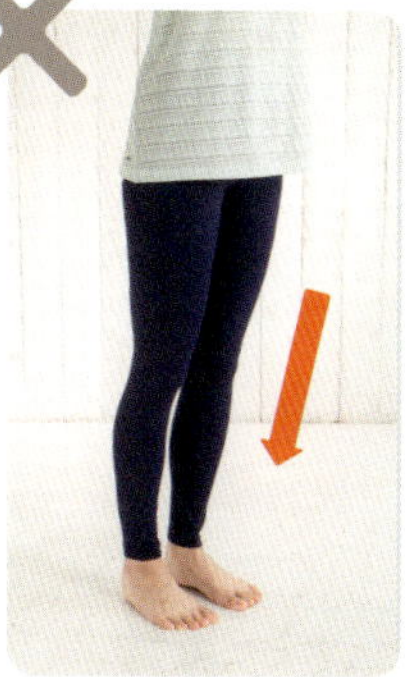

「つま先重心」でかかとが浮きぎみ。体がバランスを取ろうとして、腰などを痛めやすい立ち方です。

STEP 3

正しい呼吸方法をマスターしよう

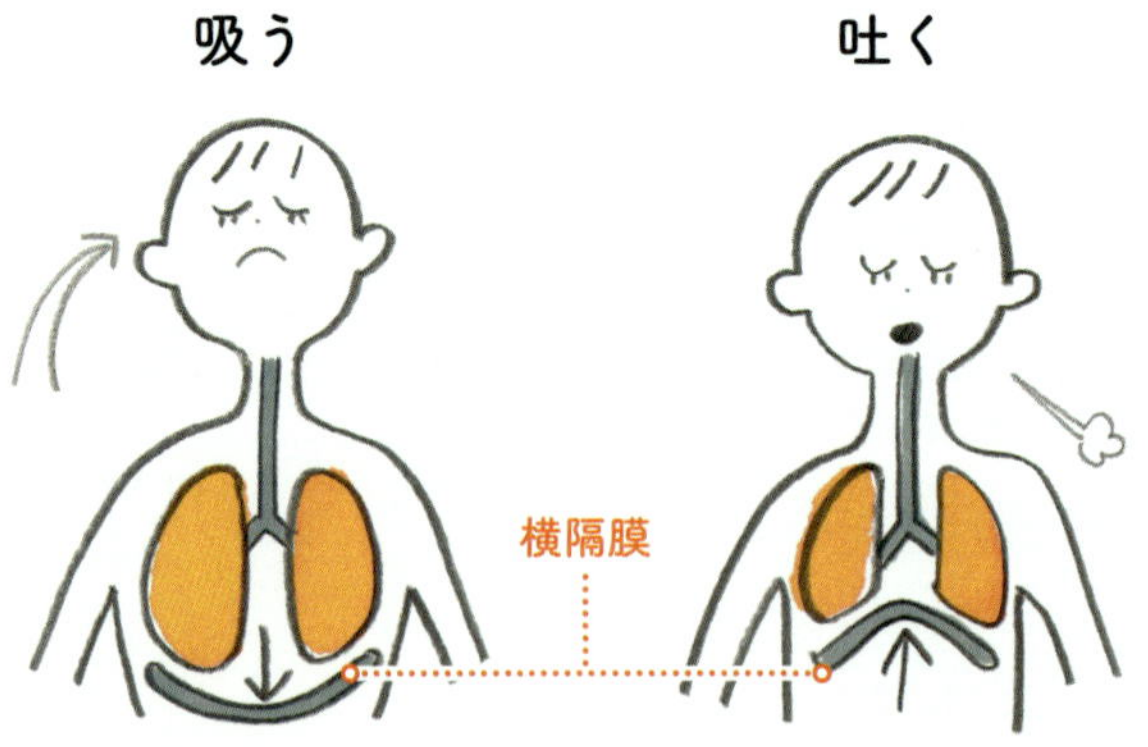

胸骨柄が前下がりになった首を形だけ正しい位置に戻そうとすると、背中を反らせてしまいがち。「どうすればいいの？」という声が聞こえてきそうですが、カギは深い呼吸。

深い呼吸というと「おなかをふくらませて空気を入れる」と思っている方が多いのではないでしょうか？

でも、**ふくらませようと意識すべきは、おなかより背中。肺と肋骨が後ろへ広がるイメージで呼吸**してみましょう。悪い姿勢や体の緊張で、無意識のうちに呼吸は浅くなりやすいもの。深い呼吸を心がけることで、勝手に姿勢も整っていきます。

深く呼吸できる「横隔膜・肋骨呼吸」

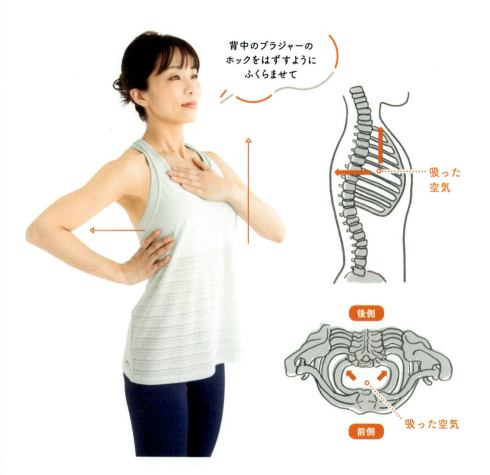

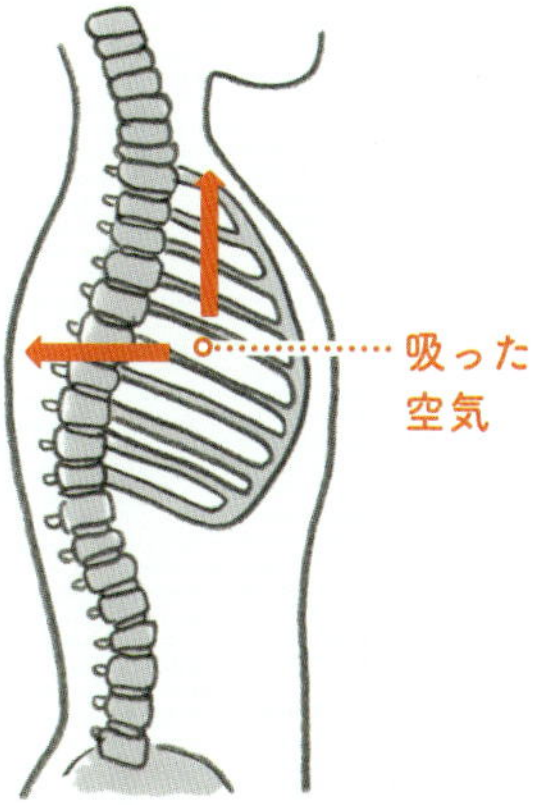

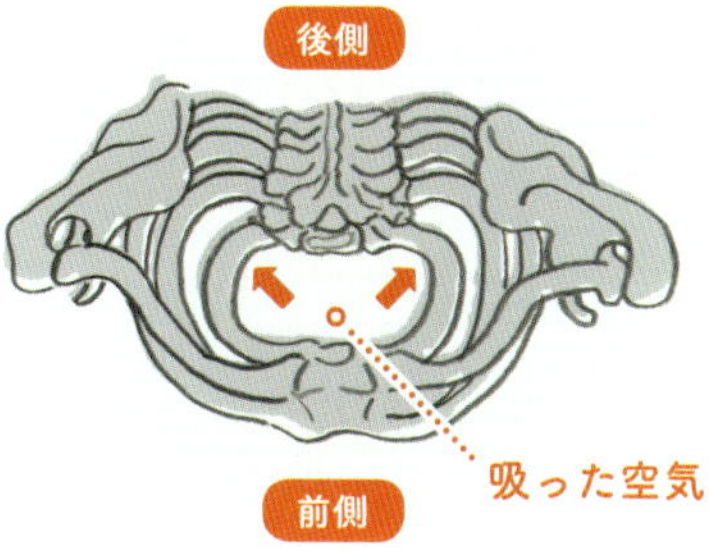

胸を引き上げながら背中に呼吸を広げていく

肺は肋骨の中にあり、その下には横隔膜があります。胸を引き上げながら、背中まで空気を送り込むイメージで息を吸い、肺と肋骨を全方位へグーンと広げるように意識して呼吸をしてみましょう。特に背中側に肺と肋骨が広がるイメージで深く呼吸することが大切。

さあ始めよう!「コトコト運動」準備編

STEP 4

体をよくほぐしておこう

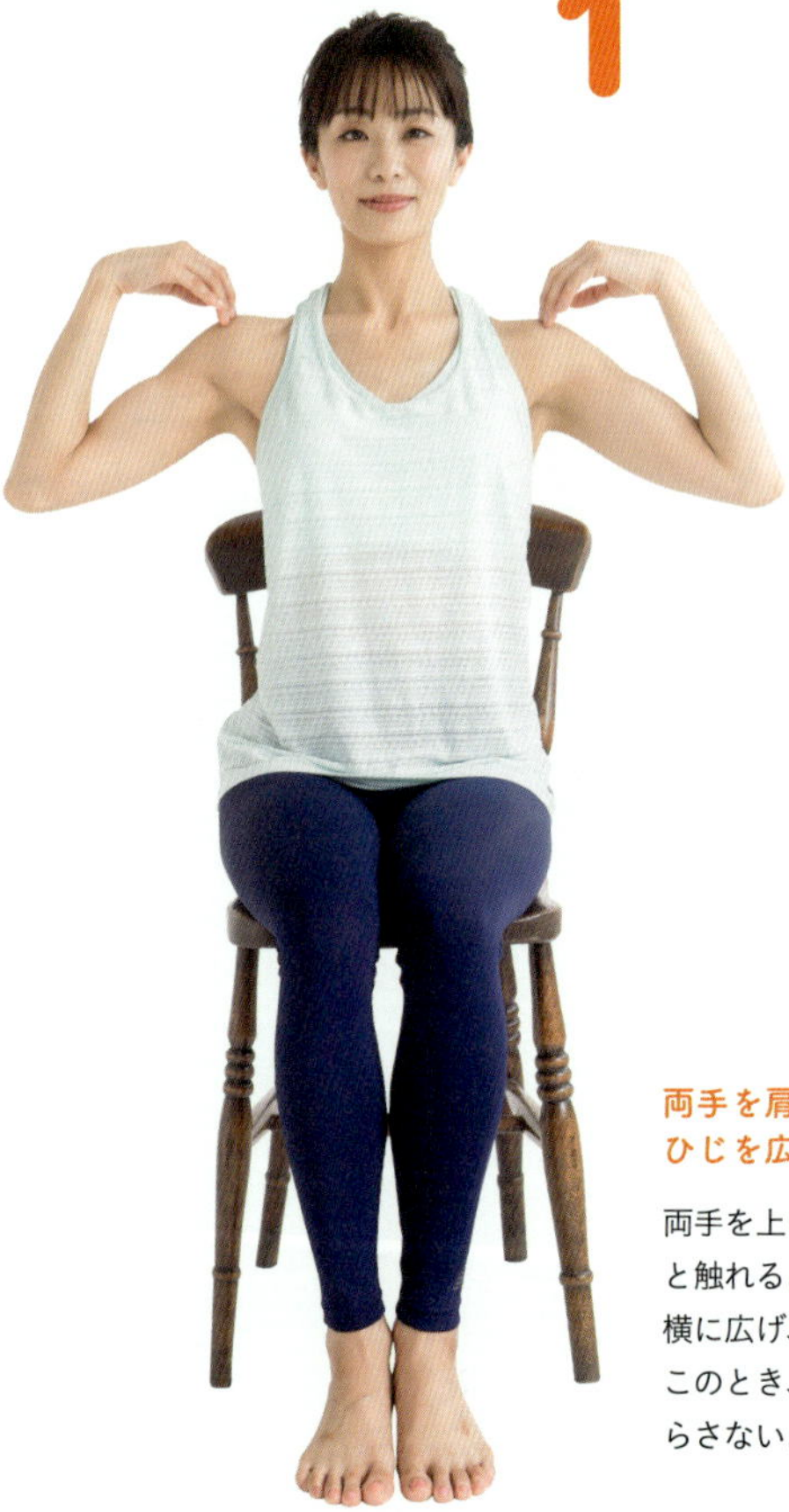

STEP 1

EXERCISE 1

エクササイズ

ひと塊になりがちな肋骨と肋骨の間を開く! じんわり脇腹伸ばし

肋骨は左右12対の骨です。それらがカチカチのコルセットのようにひと塊になってしまうと、深い呼吸がしづらく、体に余計な負担がかかるだけ。肋骨1本1本の間隔を開くイメージで脇腹を伸ばし、しっかりほぐして柔軟性を高めましょう。じんわり心地よく伸ばすことがポイントです。

両手を肩の上に置き ひじを広げてスタンバイ

両手を上げ、指先が肩にチョンと触れるように。ひじは体の真横に広げ、視線はまっすぐ前へ。このとき、背中や腰を無理に反らさないように注意します。

正しい呼吸をスムーズに行うためには、**肩や背中、肋骨をほぐしておくことが大切**。

首の前傾や猫背がクセになっている人は、肩や背中に負担がかかりガチガチになっています。すると、どうしても呼吸が浅くなってしまうのです。

また、肋骨の動きが固いと、背中の方までたっぷり息を入れることがなかなかできません。どこでもできる簡単エクササイズで、体の準備を整えましょう。

動画をチェック!

STEP 2

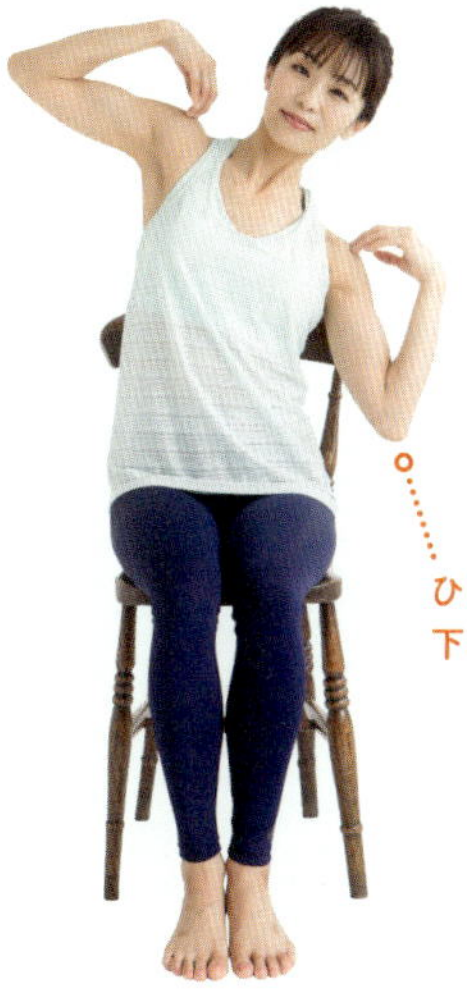

片方のひじを下げて体を横へゆっくり倒す

片方のひじを下げるように、体を横へ倒していきます。左右のおしりをちゃんと座面につけたまま、呼吸は止めずに。

STEP 3

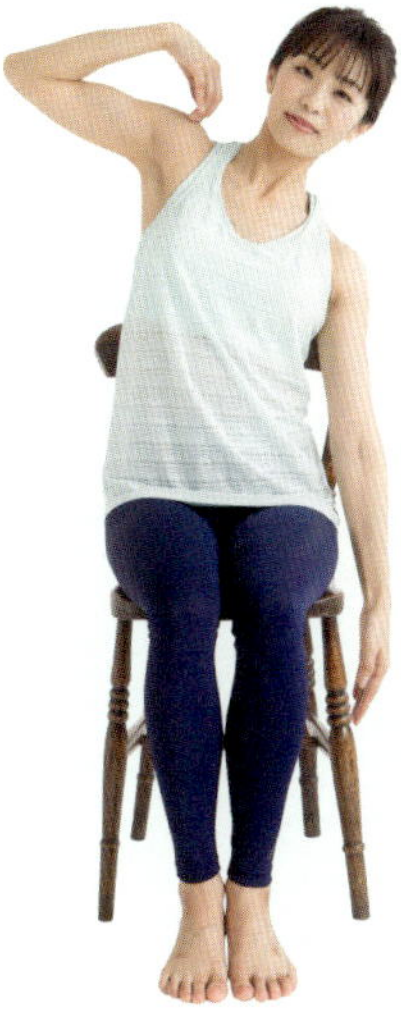

倒した側の腕を下ろしぶらんと垂らす

倒した側の手先を肩から離し、腕を下ろします。垂らした自分の腕の重みで、脇腹が伸びる感覚を味わいましょう。

STEP 4

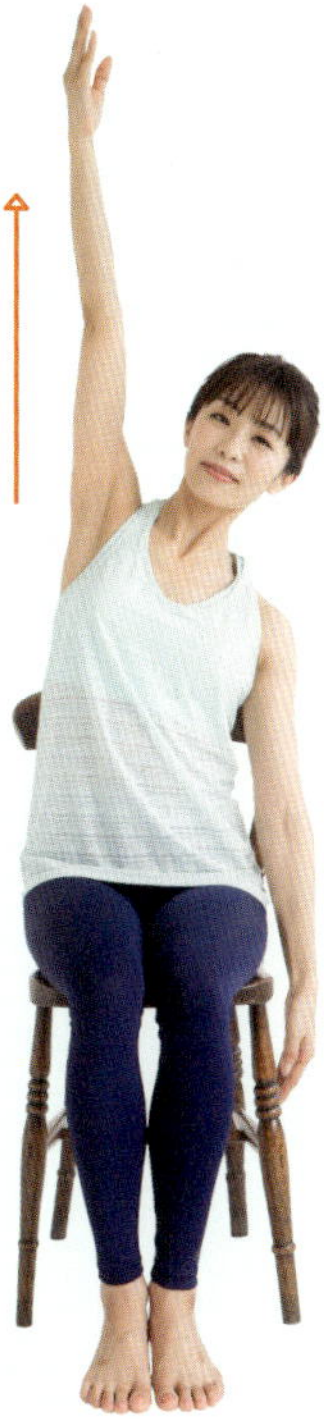

逆の腕を真上に伸ばし両腕を引っ張り合う

逆の腕を真上に伸ばし、両腕を引っ張り合うようにすると、脇腹がグーッと伸びるのを感じられます。反対側も同様に。

さあ始めよう！「コトコト運動」準備編

動画をチェック！

EXERCISE 2

エクササイズ

肩甲骨や肋骨を動かす！ 上体ねじり

固まった肩や背中をほぐすには、上体をねじって肩甲骨をグリグリと動かすのがおすすめ。自分の肩甲骨で自分をマッサージするイメージです。腰から大きくねじると、肋骨周辺が動かず板状のままになるため、ウエストより上からねじるように意識すると肋骨をねじることができ、ほぐれやすく。

STEP 1

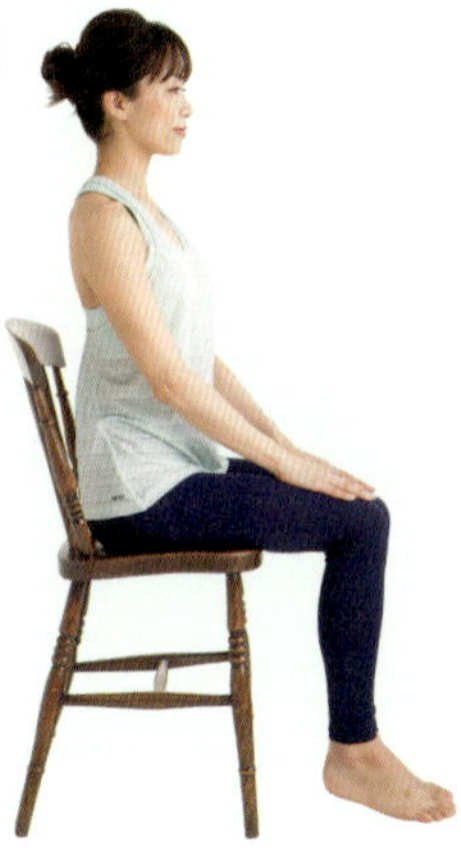

背もたれのあるイスに正しい座り方で座る

おしりと太ももの裏側を座面にしっかりとつけて座ります。体の位置を少し前にズラし、背もたれとの間隔をあけます。

STEP 2

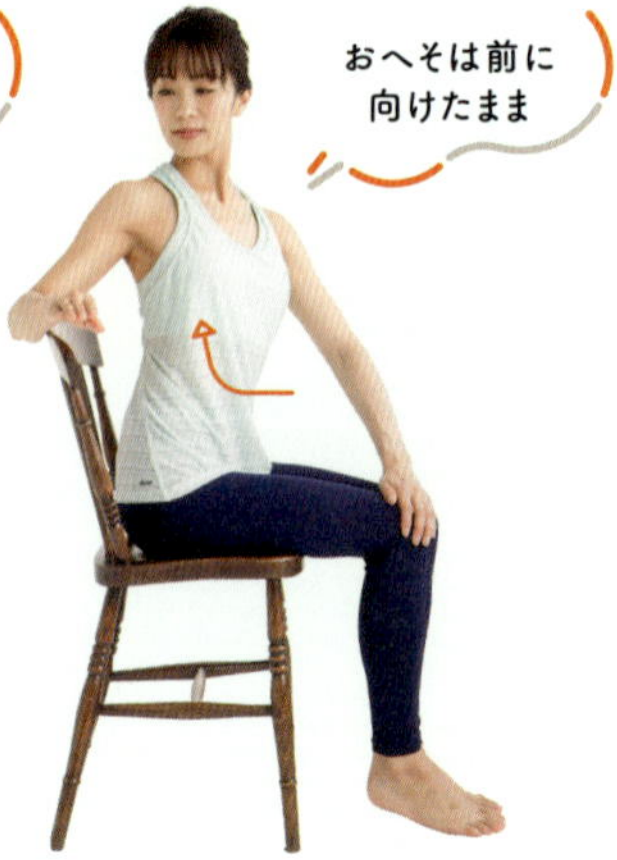

体をねじって振り返り ひじを背もたれにのせる

上体をねじって背もたれにひじをのせます。背もたれが高い場合は、ひじを背もたれにつけます。

STEP 3

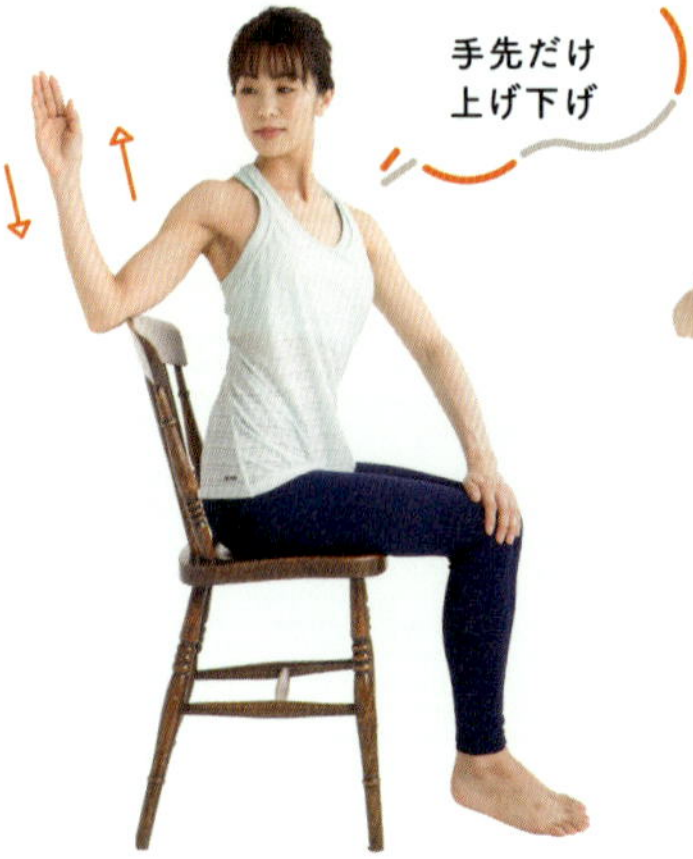

ひじを基点にして手を上げ下げする

ひじの位置は動かさずに手を上げ下げ。このとき肩甲骨がグリグリ動くのがわかると思います。反対側も同様に。

動画をチェック!

EXERCISE 3

エクササイズ

呼吸が入りやすくなる！ 背中リセット

背中は、猫背だと丸く伸ばされ、反り腰だとギュッと縮まり、呼吸が浅くなっています。そこで、伸びやすいところは縮めて、縮みやすいところは伸ばし、普段の自分とは逆の動きで背中をリセットするのです。このエクササイズで呼吸を背中側に入れやすくしてから「コトコト運動」を行いましょう！

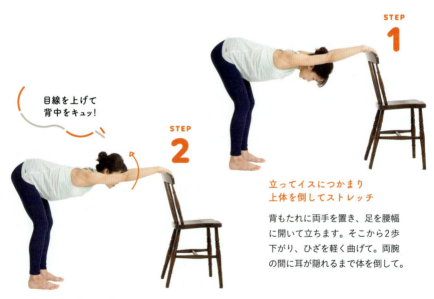

STEP 1

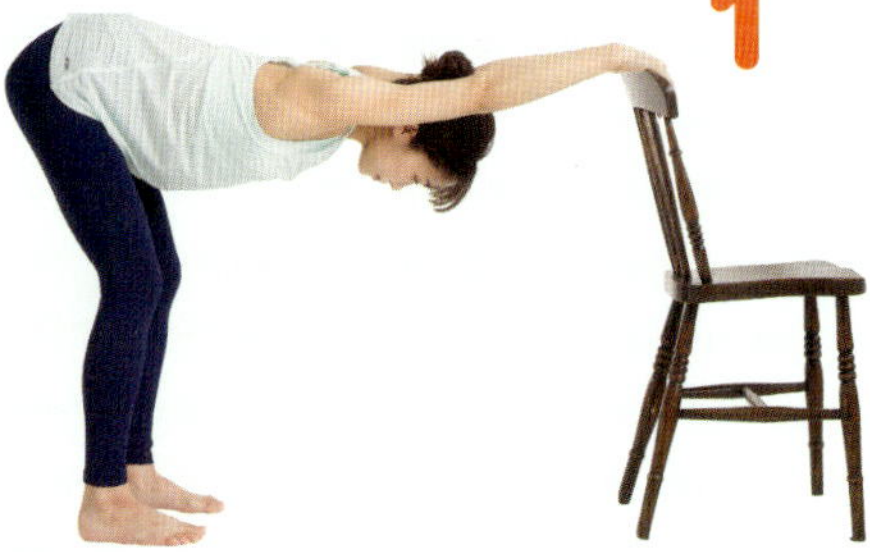

立ってイスにつかまり上体を倒してストレッチ

背もたれに両手を置き、足を腰幅に開いて立ちます。そこから2歩下がり、ひざを軽く曲げて。両腕の間に耳が隠れるまで体を倒して。

STEP 2

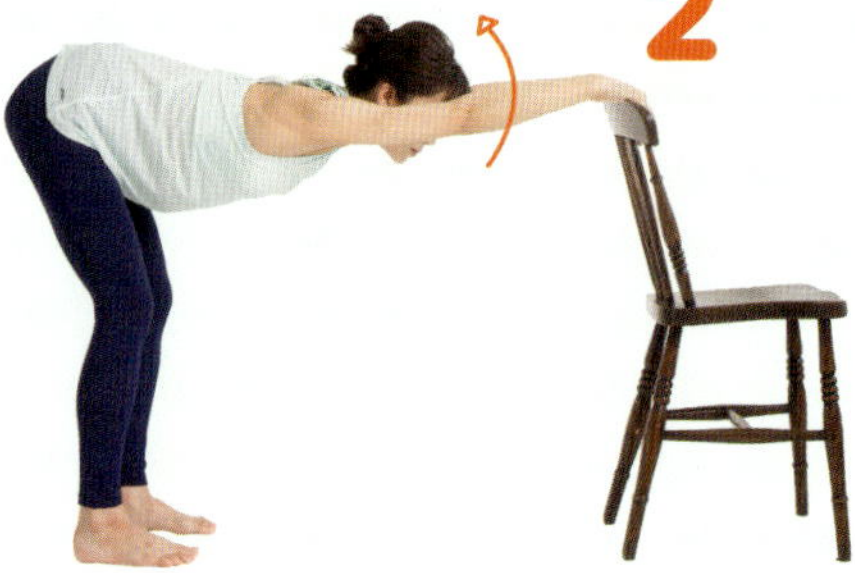

目線を上げて
背中をキュッ!

そのまま目線を上げて背中の上の方を反らせる

背中が伸びているのを感じたら、イスの足が視界に入るくらいまで目線を上げます。腰ではなく背中の上の方を反らせるイメージで。

やり方は5つ
どれを選んでもOK

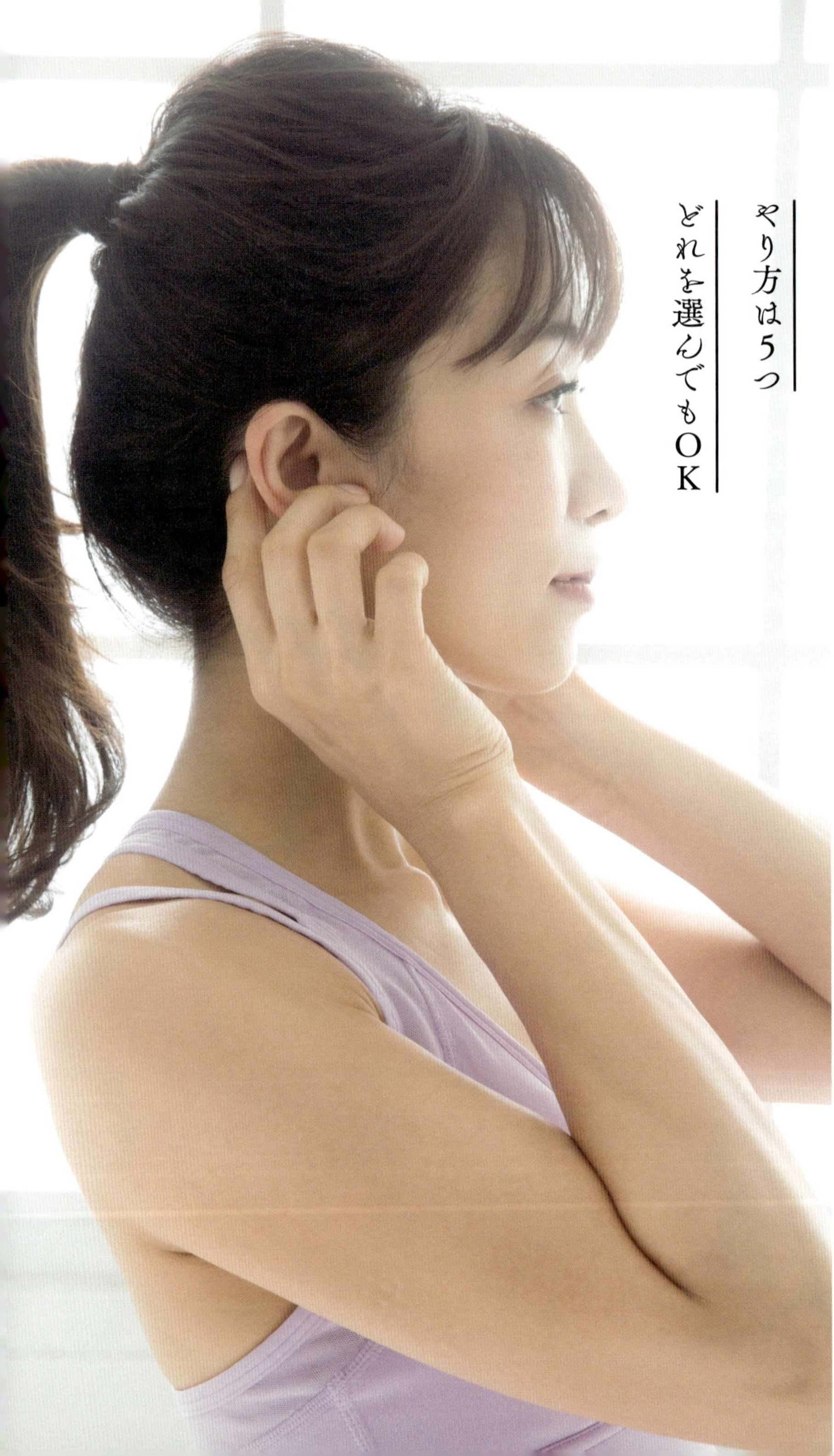

CHAPTER

3

LET'S TRY "KOTOKOTO"

いよいよ「コトコト運動」の基本パターン

5つの基本パターンをご紹介するので、首の上部を動かす感覚をつかみやすいものを探してみましょう。気分や体の状態に合わせて選んで行っても大丈夫です。

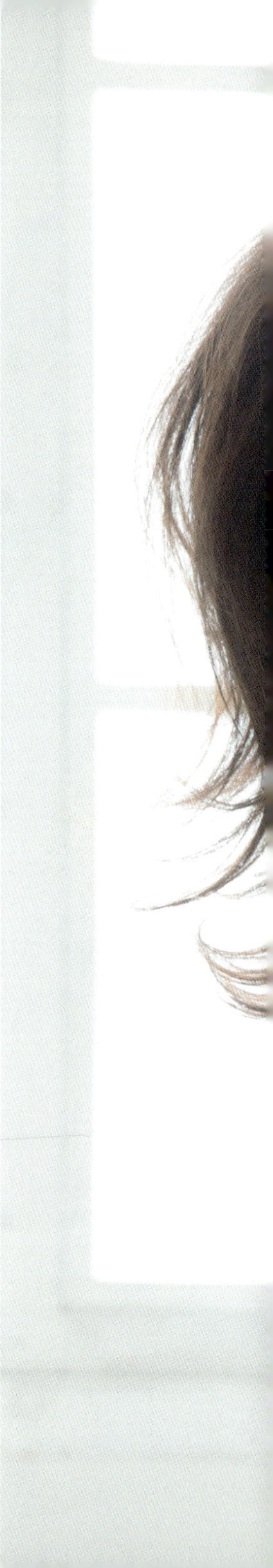

いよいよ「コトコト運動」の基本パターン

基本 1

両耳に指をさして「首コトコト」

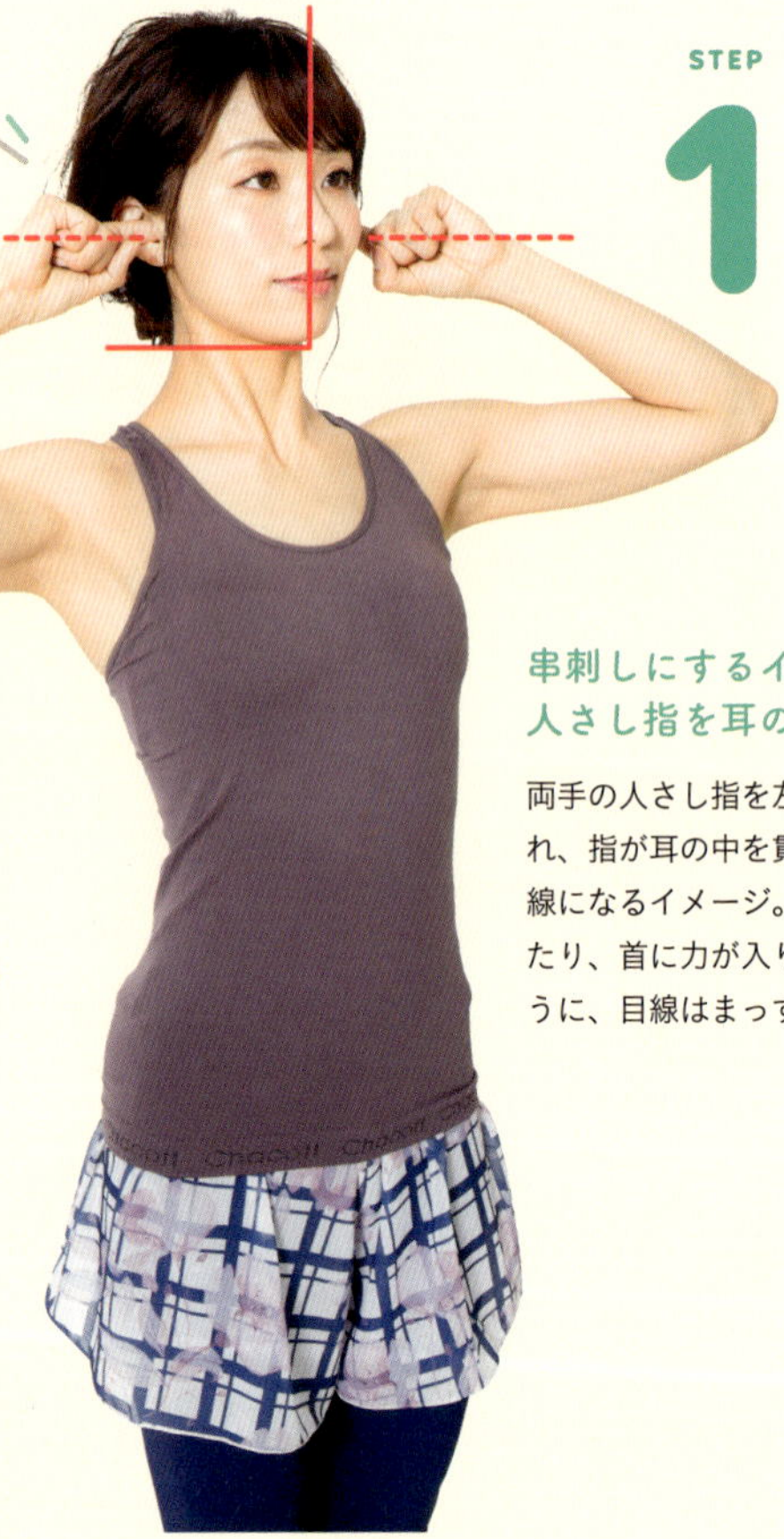

STEP 1

串刺しにするイメージで人さし指を耳の穴に入れる

両手の人さし指を左右の耳に入れ、指が耳の中を貫通して一直線になるイメージ。肩が上がったり、首に力が入りすぎないように、目線はまっすぐ前に。

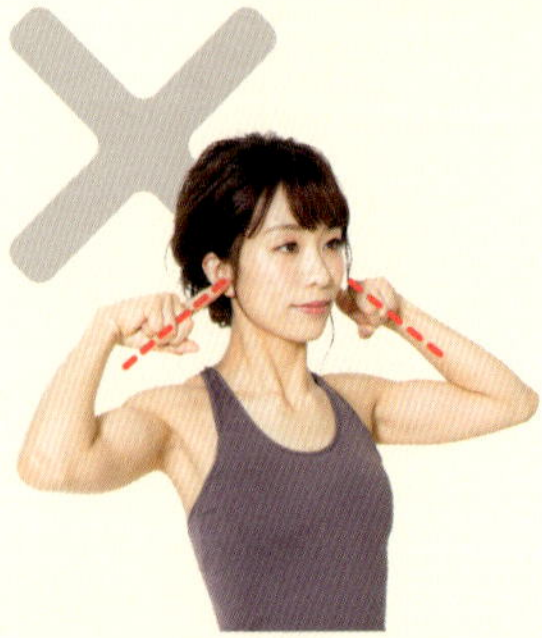

耳に入れた指が下がると軸がブレてしまう

耳の中にさし込んだ人さし指が下がり、一直線になっていない状態。軸がブレています。手が下がることで、肩や肩甲骨に力が入ってしまう場合も。

普段動かさないところを動かすには、〝イメージする力〟が大事だと思います。両耳に指をさして行う「首コトコト」は、まず耳の穴に指を入れ、軸にするイメージをします。その**指を軸に、首の上部（頭側のつけ根）を動かすのがコツ**。首をコトコトすると、アゴもコトコト揺れる感じになります。

イメージしながらやらないと、動かすところが違ったり、動きが大きくなりすぎたりします。

動画をチェック！

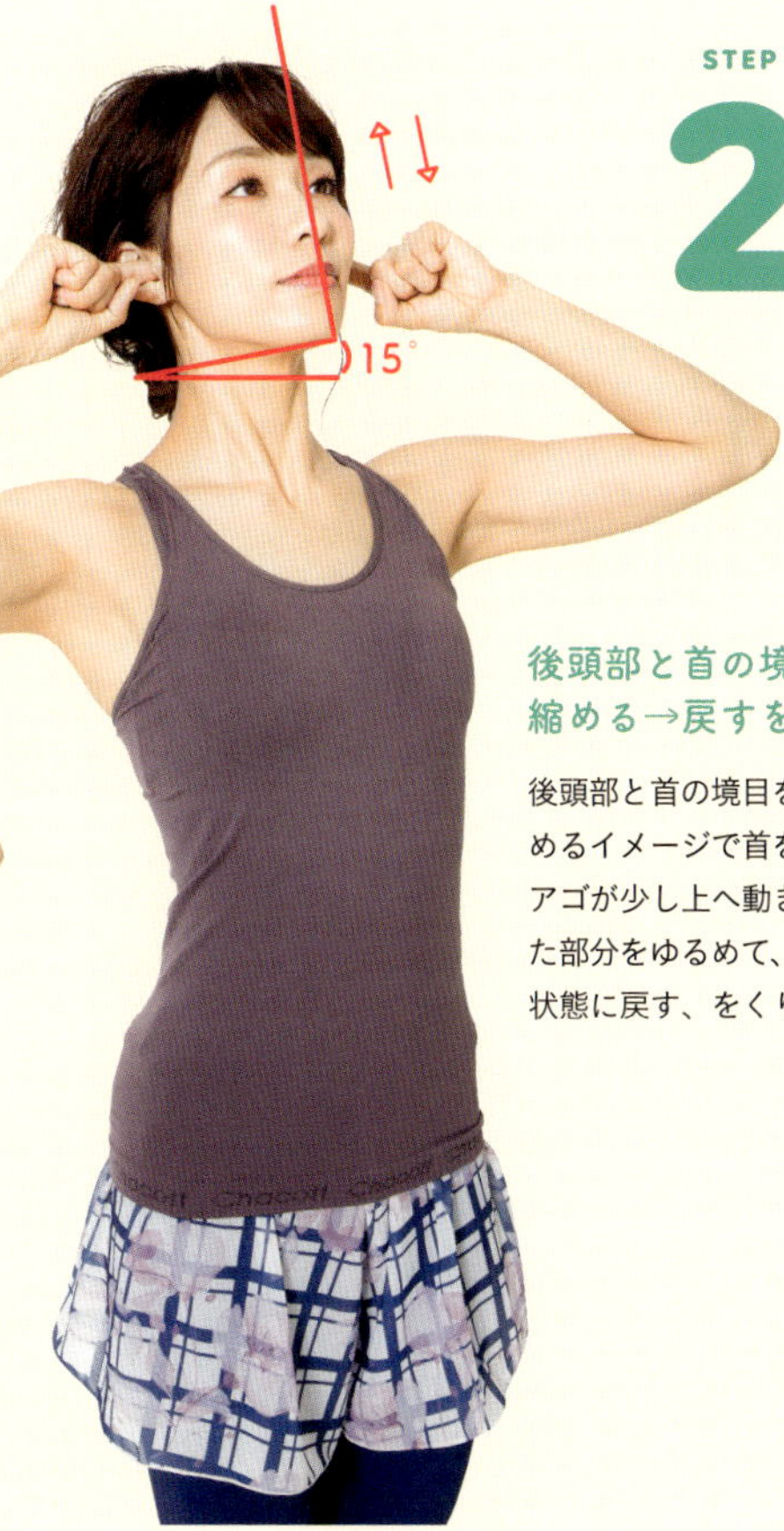

STEP

2

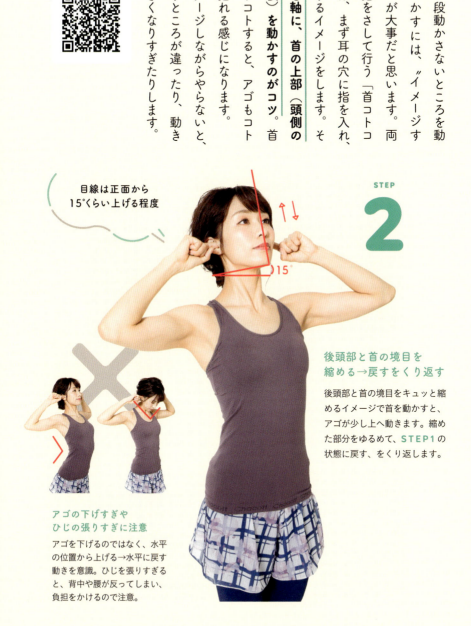

後頭部と首の境目を縮める→戻すをくり返す

後頭部と首の境目をキュッと縮めるイメージで首を動かすと、アゴが少し上へ動きます。縮めた部分をゆるめて、STEP1の状態に戻す、をくり返します。

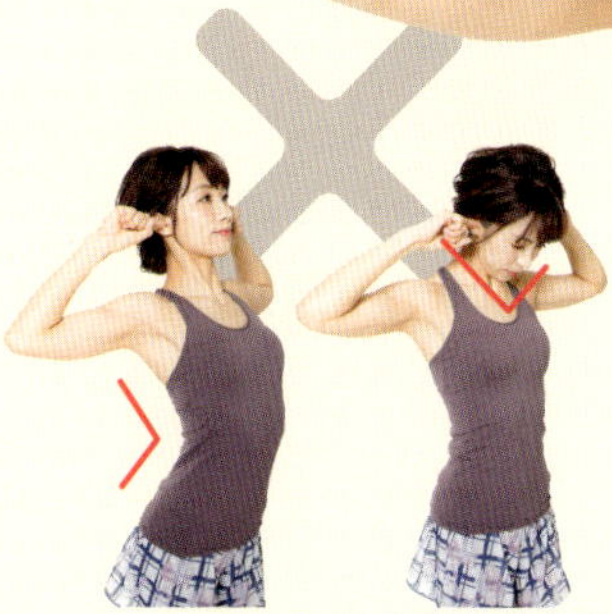

アゴの下げすぎやひじの張りすぎに注意

アゴを下げるのではなく、水平の位置から上げる→水平に戻す動きを意識。ひじを張りすぎると、背中や腰が反ってしまい、負担をかけるので注意。

いよいよ「コトコト運動」の基本パターン

基本 2

後頭部を押さえて「首コトコト」

STEP 1

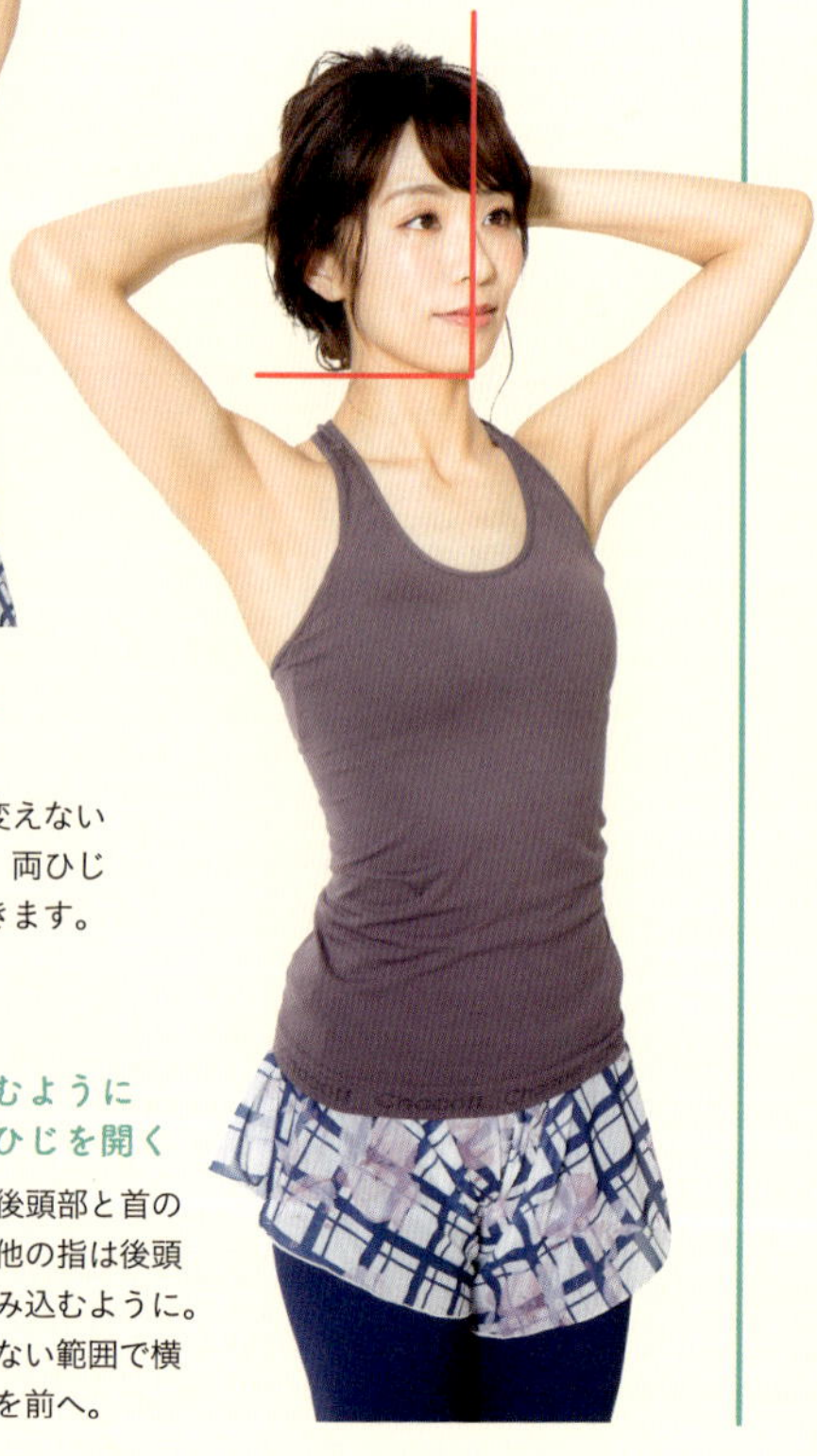

後頭部を包むように手を添えてひじを開く

左右の親指を後頭部と首の境目にあて、他の指は後頭部を優しく包み込むように。ひじは無理のない範囲で横へ広げ、目線を前へ。

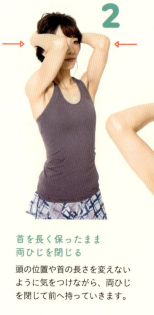

STEP 2

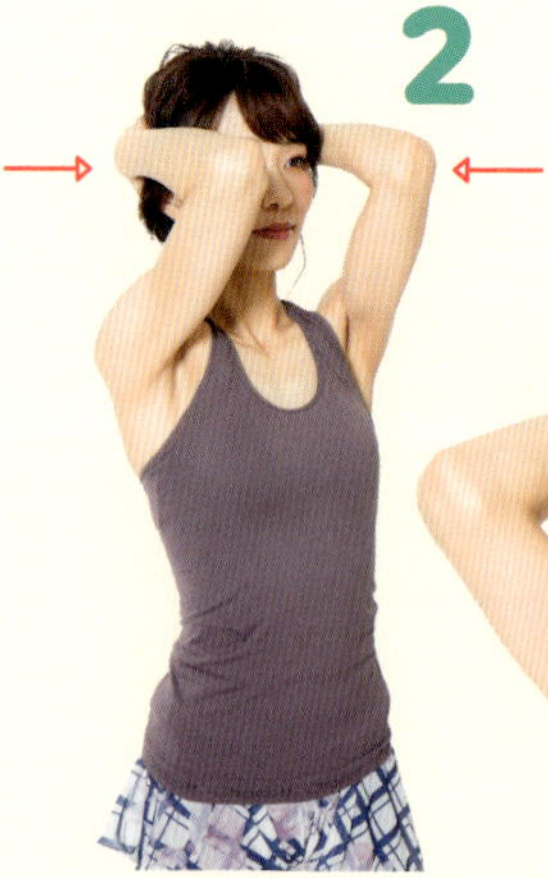

首を長く保ったまま両ひじを閉じる

頭の位置や首の長さを変えないように気をつけながら、両ひじを閉じて前へ持っていきます。

STEP 3

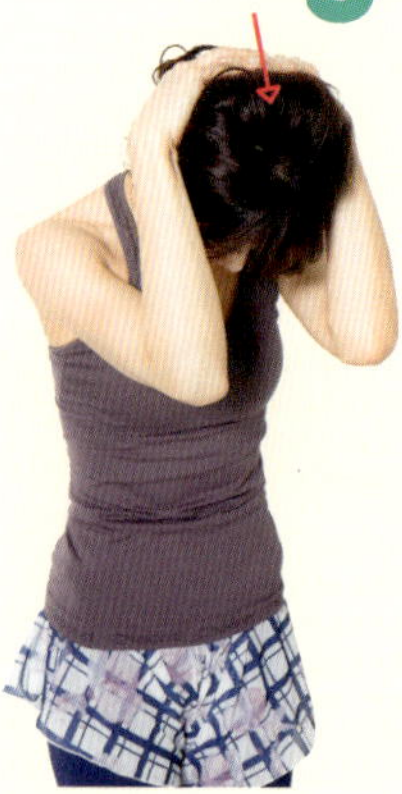

手の重みを感じながらゆっくりうつむく

自分の手の重みで頭が下がるイメージでうつむきます。強く押し下げないようにしましょう。

動画をチェック！

後

頭部を押さえて行う「首コトコト」は、肩が上がりやすい方におすすめです。
ひじを開いたり閉じたり、頭を下げたり戻したりする動きがウォーミングアップになり、無意識に上がってしまう肩の緊張やコリをゆるめてくれます。
また、**手と後頭部で押し合う動きをプラスすることで、前傾した首を立てる、体本来の力を活性化。**「コトコト運動」の効率をアップさせます。

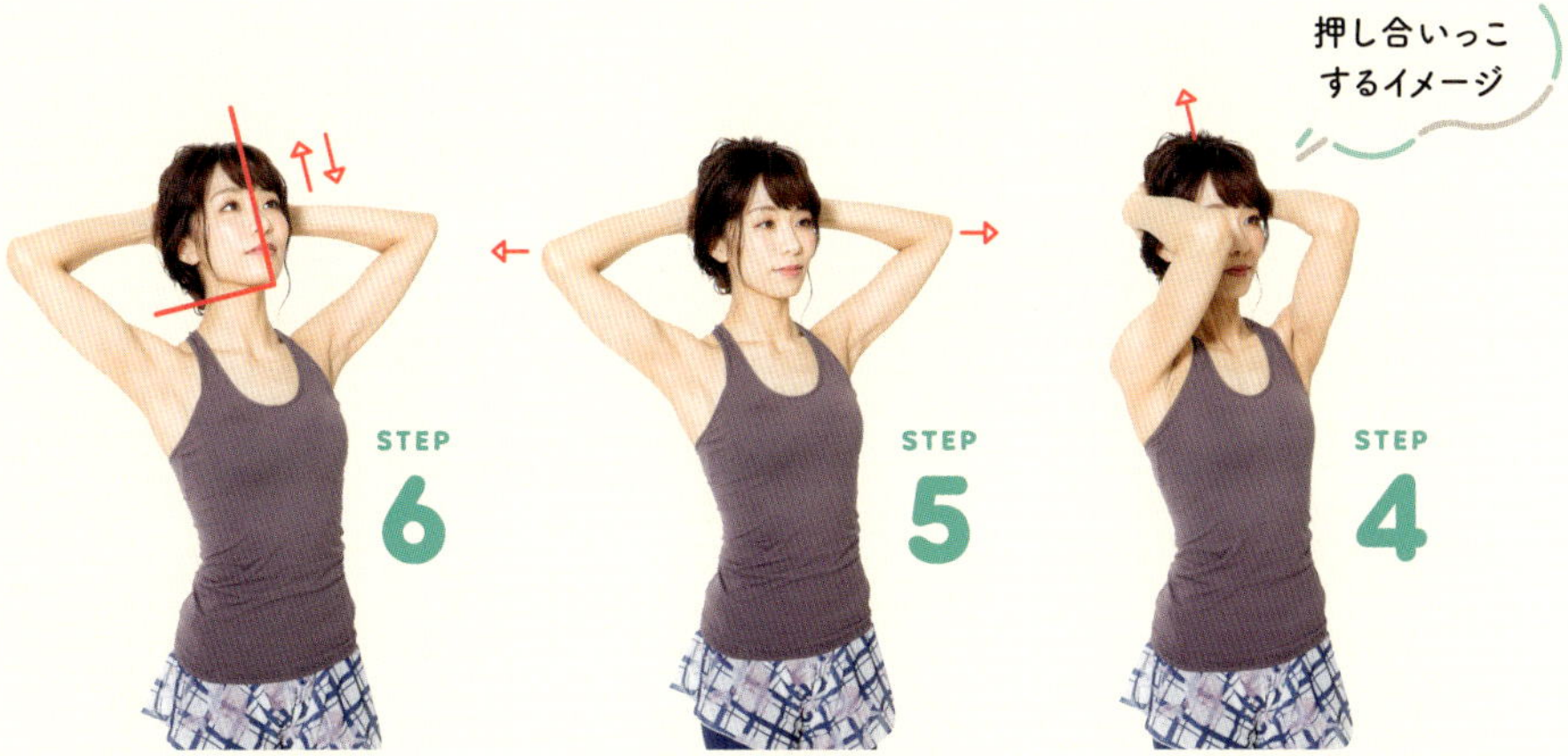

STEP 4

後頭部で手を押す力を使って頭を上げる

後頭部と手を軽く押し合いながら、後頭部で手を押す力で頭を元に戻します。

STEP 5

ひじを開いて最初のポーズに戻る

両ひじを横にゆっくりと開き、STEP1 のポーズに戻ります。

STEP 6

後頭部と手を軽く押し合いながらコトコト

後頭部と手を軽く押し合いながら、コトコト。動かすのは、後頭部と首の境目です。

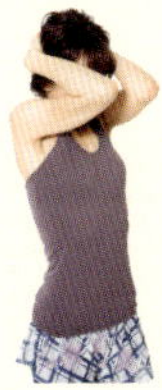

強く押し合わない

後頭部と手をあまり強く押し合うと、首や背中に力が入りすぎ、肩も上がってしまいます。軽めに押し合いましょう。

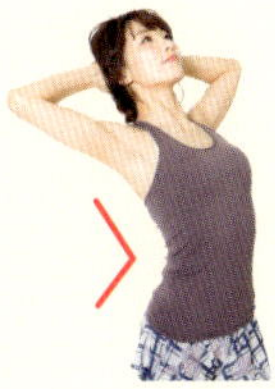

体は反らさない

ひじを張りすぎると、首の後ろを動かすときに背中や腰が反り、痛みの原因になります。力を抜いてコトコトしましょう。

いよいよ「コトコト運動」の基本パターン

基本 ③

首を前から包むように「首コトコト」

STEP 1

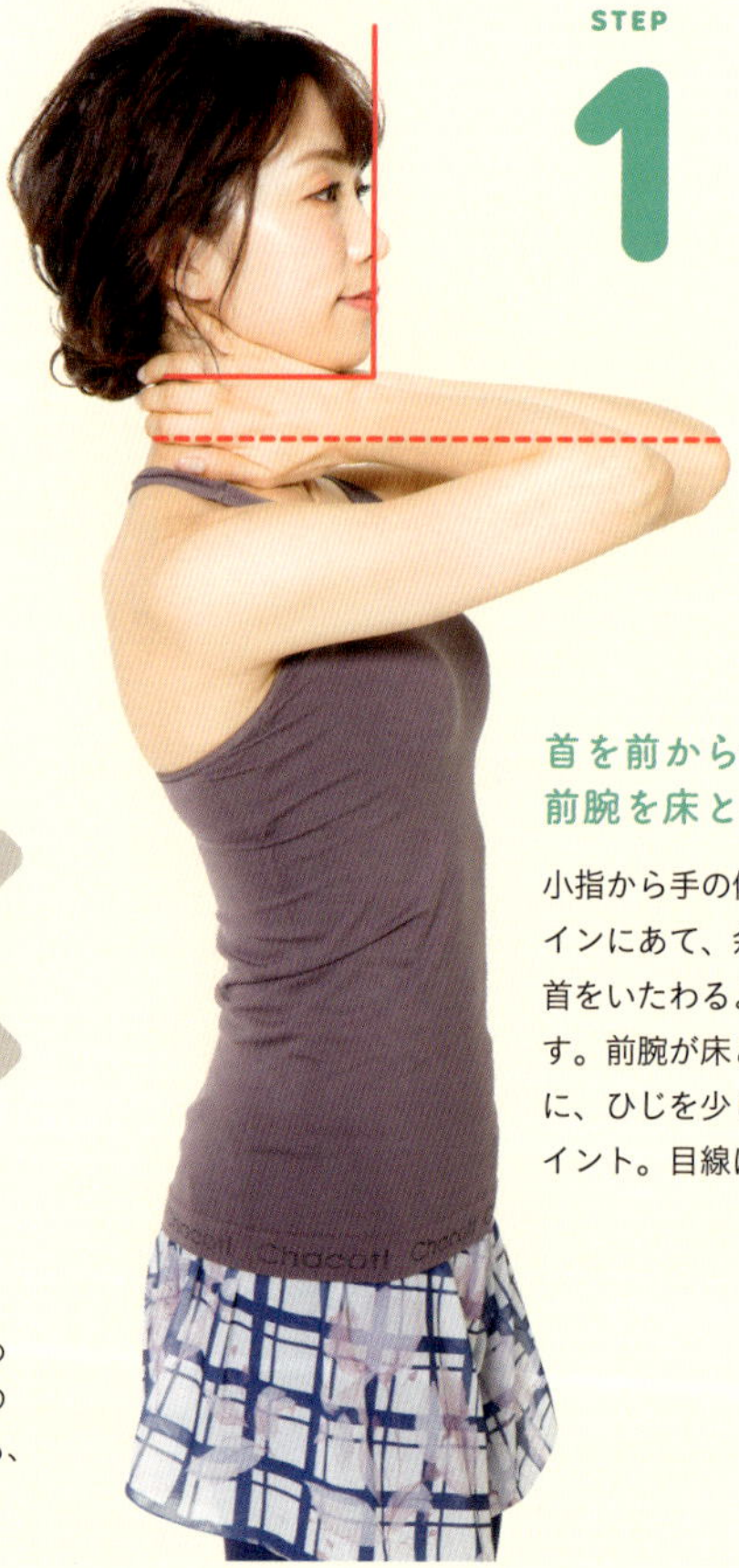

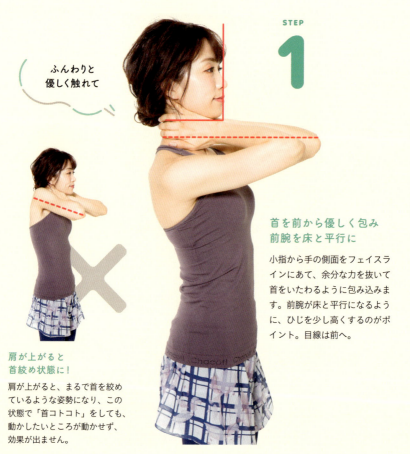

首を前から優しく包み前腕を床と平行に

小指から手の側面をフェイスラインにあて、余分な力を抜いて首をいたわるように包み込みます。前腕が床と平行になるように、ひじを少し高くするのがポイント。目線は前へ。

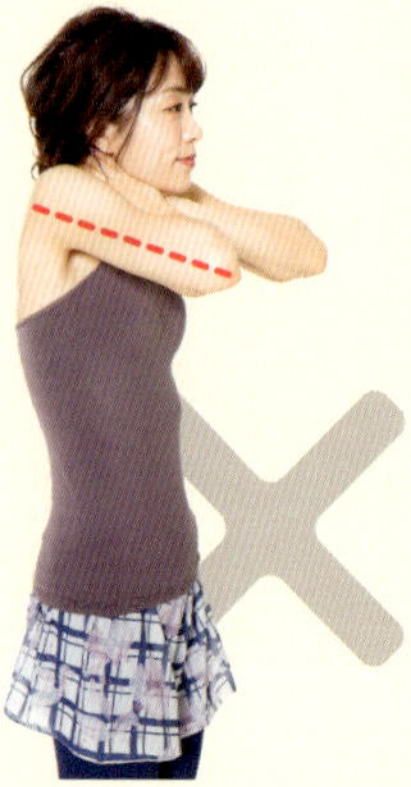

肩が上がると首絞め状態に!

肩が上がると、まるで首を絞めているような姿勢になり、この状態で「首コトコト」をしても、動かしたいところが動かせず、効果が出ません。

首を前から包んで行う「首コトコト」は、日常の姿勢やクセで形が平たくつぶれた首を、細長い筒形に整えるイメージが大切です。**「首に手を添えることで肩が上がるのを防げる」「首を長く保てる」と感じた方**には、この方法が向いています。

小指から手の側面とフェイスラインが触れているので、コトコトしながらちょっとしたマッサージもできて一石二鳥です。

動画をチェック！

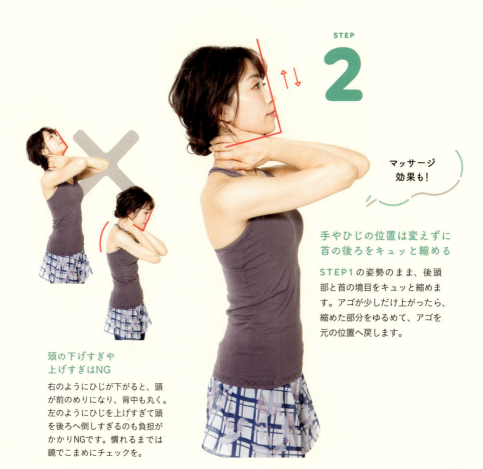

STEP

2

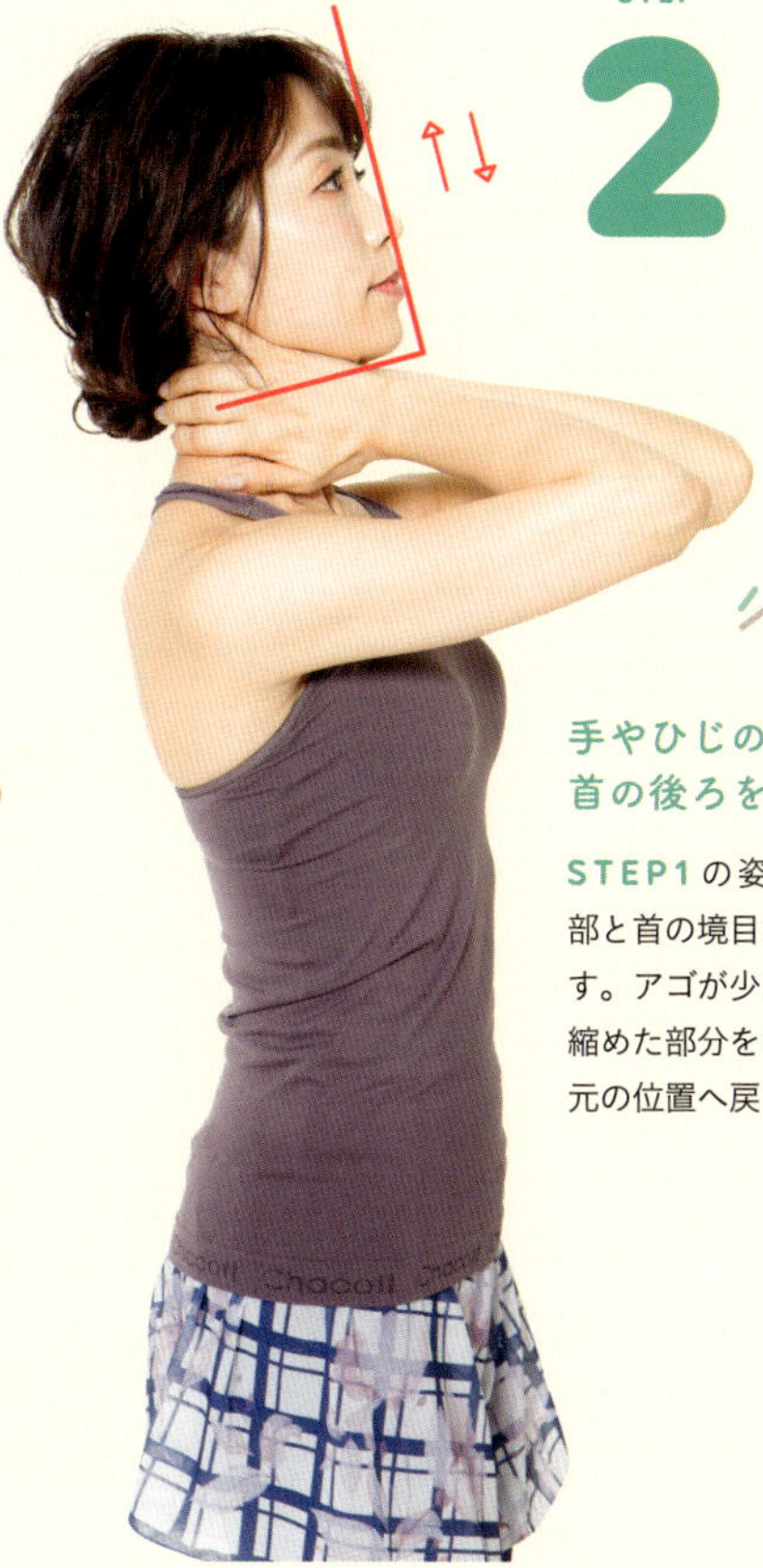

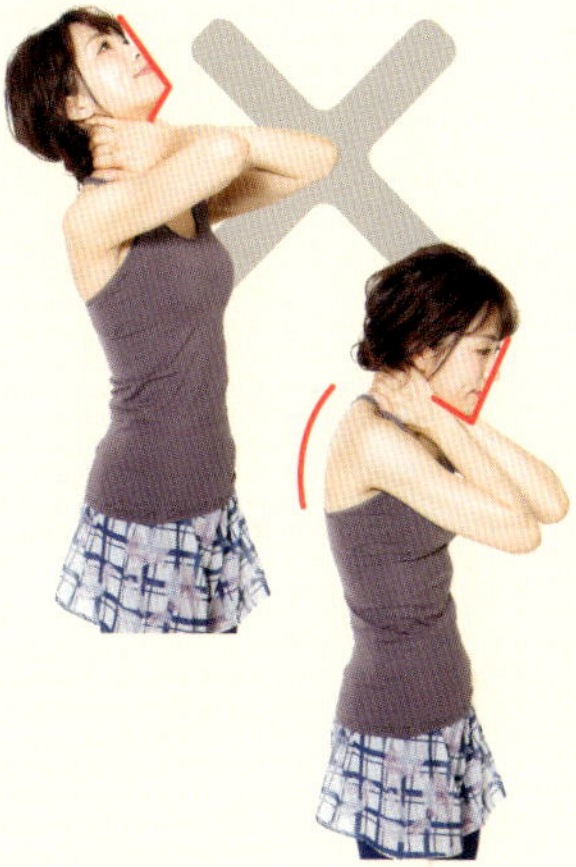

マッサージ効果も！

手やひじの位置は変えずに首の後ろをキュッと縮める

STEP1の姿勢のまま、後頭部と首の境目をキュッと縮めます。アゴが少しだけ上がったら、縮めた部分をゆるめて、アゴを元の位置へ戻します。

頭の下げすぎや上げすぎはNG

右のようにひじが下がると、頭が前のめりになり、背中も丸く。左のようにひじを上げすぎて頭を後ろへ倒しすぎるのも負担がかかりNGです。慣れるまでは鏡でこまめにチェックを。

いよいよ「コトコト運動」の基本パターン

基本 4

げんこつのアッパーポーズで「首コトコト」

手首を伸ばして げんこつをアゴの下へ

手首をまっすぐに伸ばしてげんこつを作り、アゴの下にあてます。ひじがブレないように、逆の手で支えます。肩は下げ、頭は高く&首は長くなっている体をイメージし、視線を前へ。

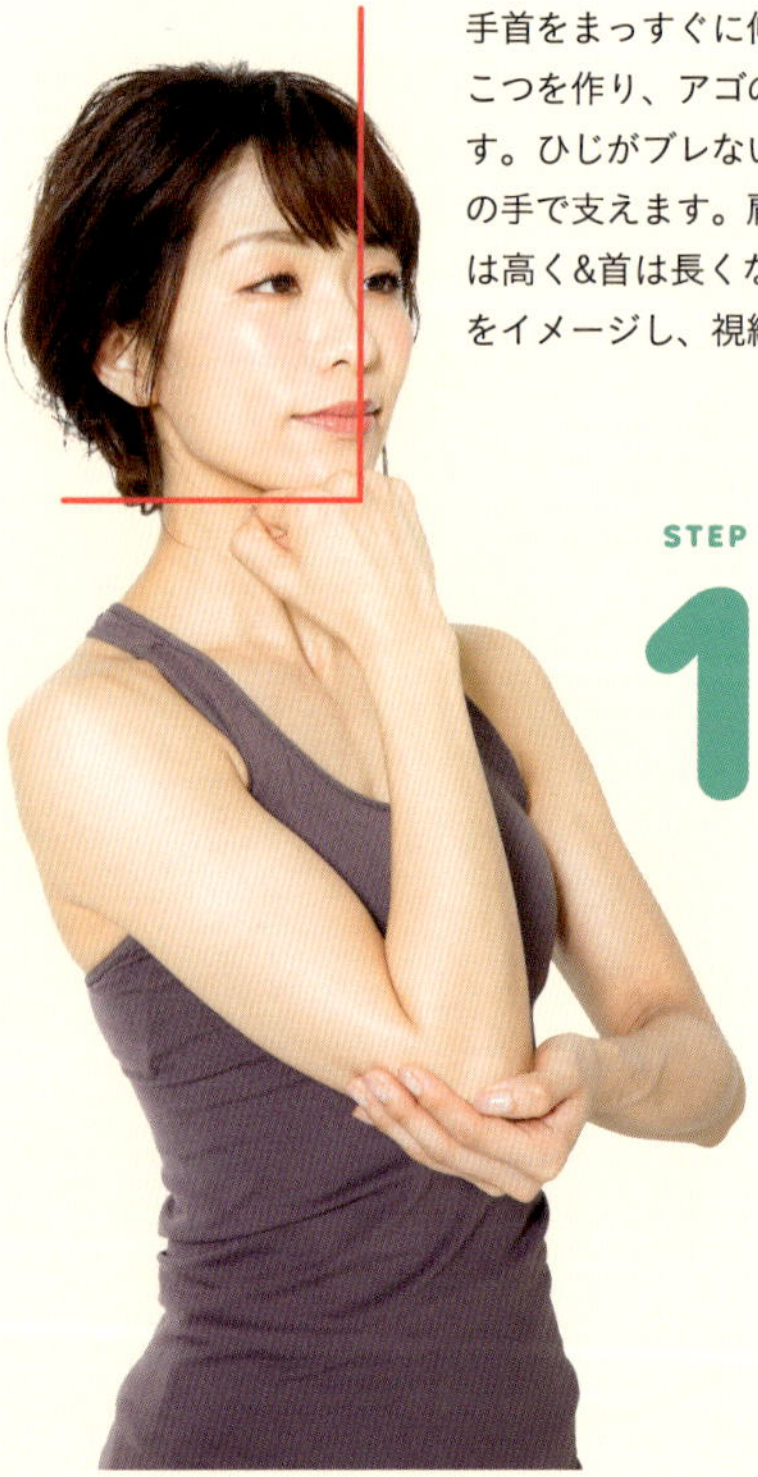

STEP 1

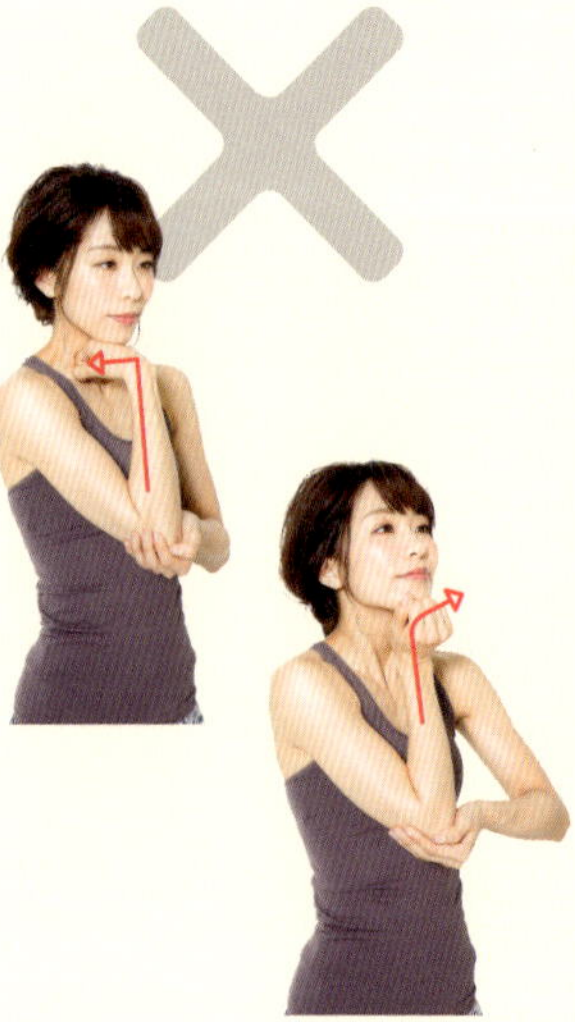

手首が内や外へ 曲がらないように！

左のように手首を内へ曲げると、アゴを下へ引いた状態に。右のように手首を外へ曲げたポーズは、アゴが前へ突き出てしまい、首が前傾したまま。どちらもNGです。

アゴを**グッと下に引くクセがある方や、二重アゴを何とかしたい方**に試してほしいのが、げんこつのアッパーポーズで行う「首コトコト」です。さりげないので、仕事中でもカフェでも、こっそりできますよ。

げんこつの上にアゴを置いて、軽く押し合いながら首をコトコトするだけだから簡単。連動してアゴも動くので、**げんこつの上でアゴを転がしているようなイメージ**になります。

動画をチェック！

STEP 2

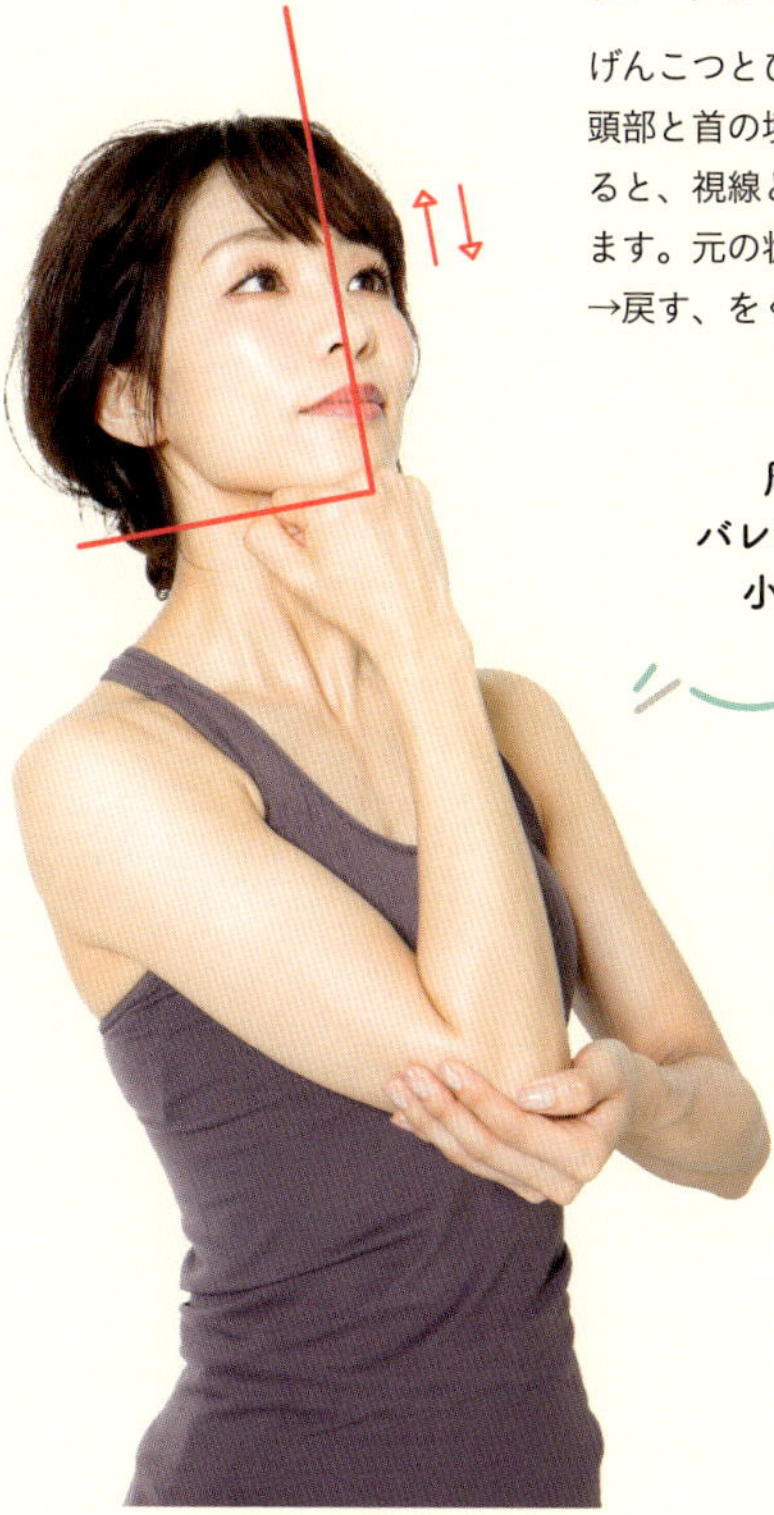

げんこつの上でアゴを転がすようにコトコト

げんこつとひじは固定して、後頭部と首の境目をキュッと縮めると、視線とアゴも少し上がります。元の状態に戻す→縮める→戻す、をくり返します。

周りから
バレない程度の
小さな動き

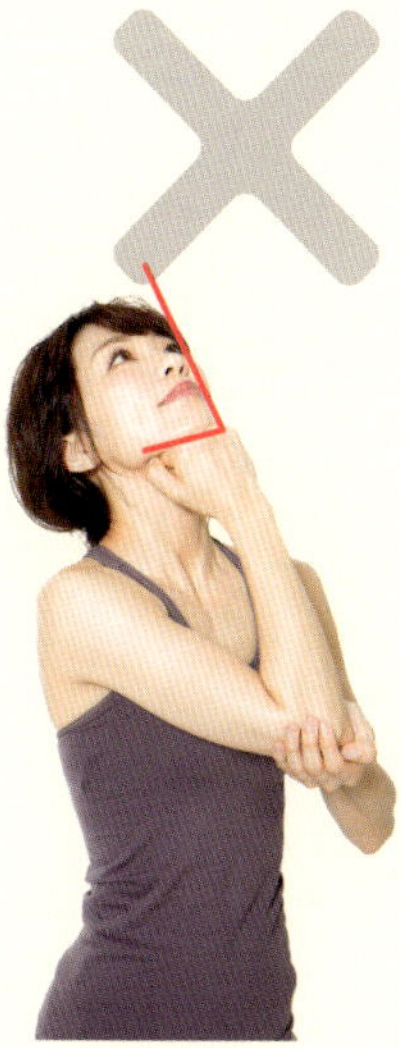

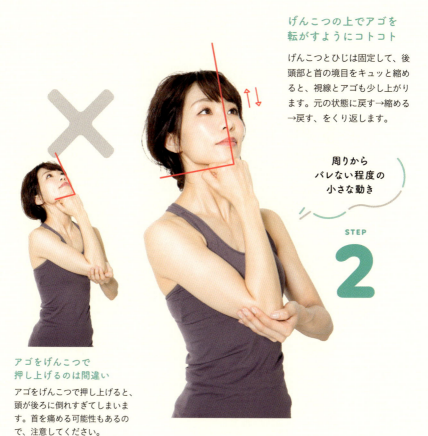

アゴをげんこつで押し上げるのは間違い

アゴをげんこつで押し上げると、頭が後ろに倒れすぎてしまいます。首を痛める可能性もあるので、注意してください。

いよいよ「コトコト運動」の基本パターン

基本 5

横に「首コトコト」

STEP 1

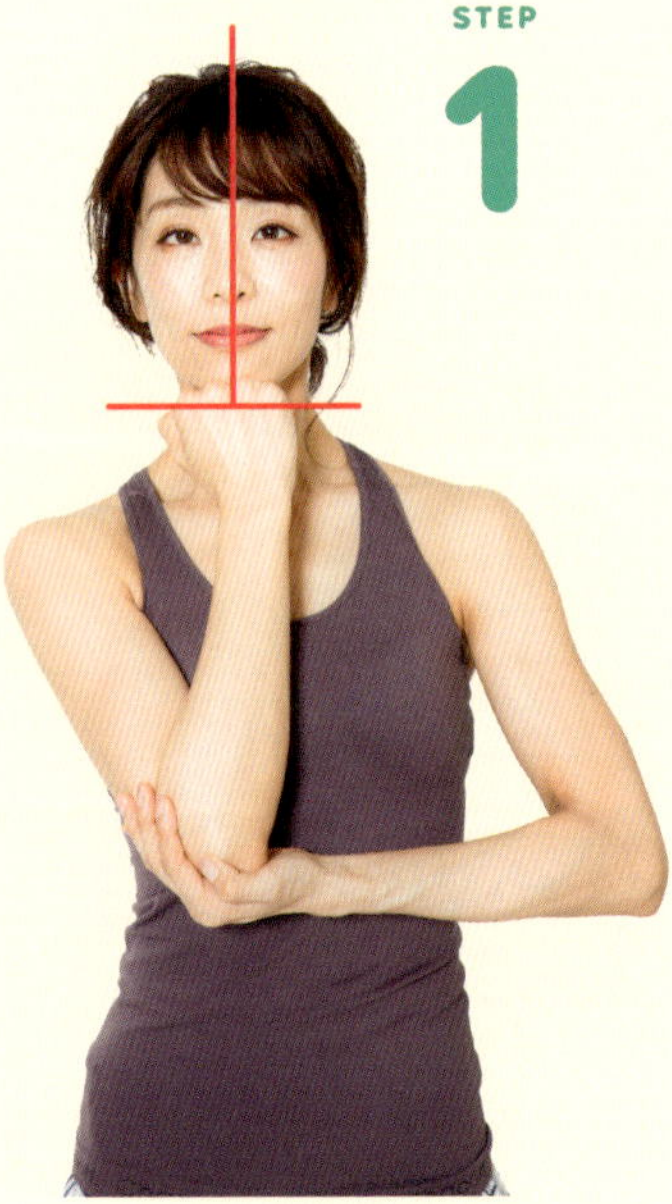

手首を伸ばして げんこつをアゴの下へ

手首をまっすぐに伸ばし、げんこつをアゴの下に。ひじがブレないように逆の手を添えて、視線は前へ。スタートポジションは、基本❹と、同じです。

STEP 2

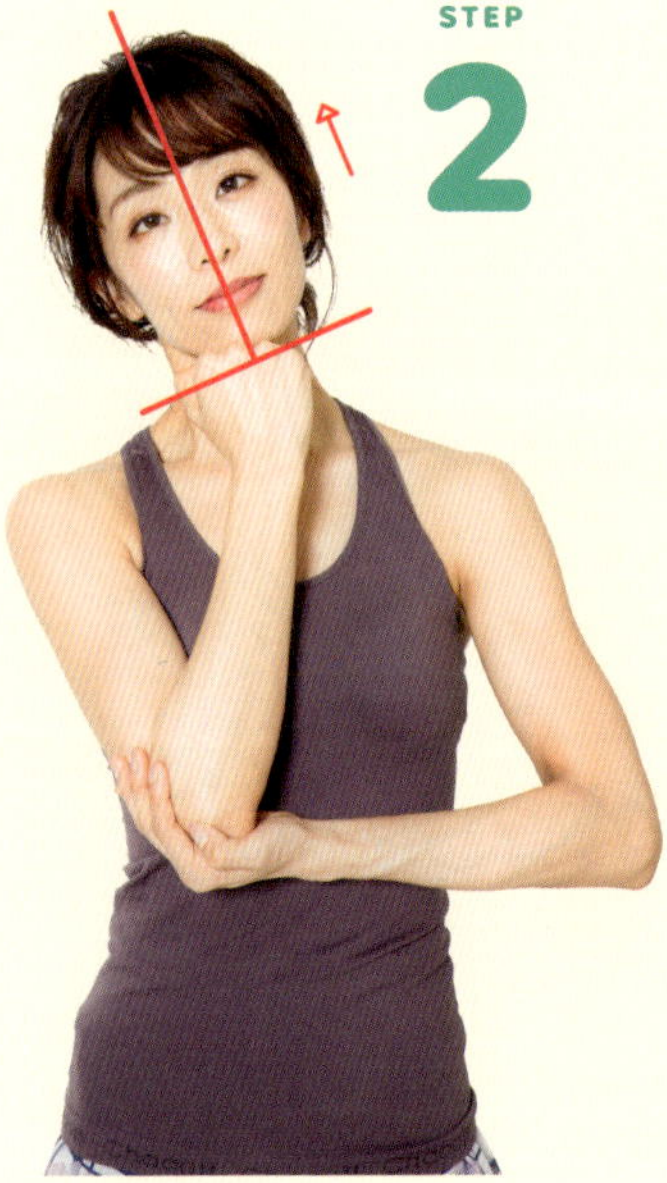

頭と首の境目を支点に 首を片側へ少し傾ける

動きの支点は、頭と首の境目。げんこつの上でアゴは離れない程度に首の下部が動かないように首を横へ傾けます。小首をかしげる程度の動きでOK。

動画をチェック！

肩

コリに悩む方が、首をグルグルンと回す姿を見かけることがあります。このとき動いているのは首の下部（胴体側のつけ根）。それよりも、普段動かしていない上部（頭側のつけ根）を小さく動かす方が、断然、効果的なのです！

縦の動きだけでなく、横に「首コトコト」にトライしてみましょう。**げんこつからアゴが離れない程度に、首の上部を左右へ揺らします。**

STEP

3

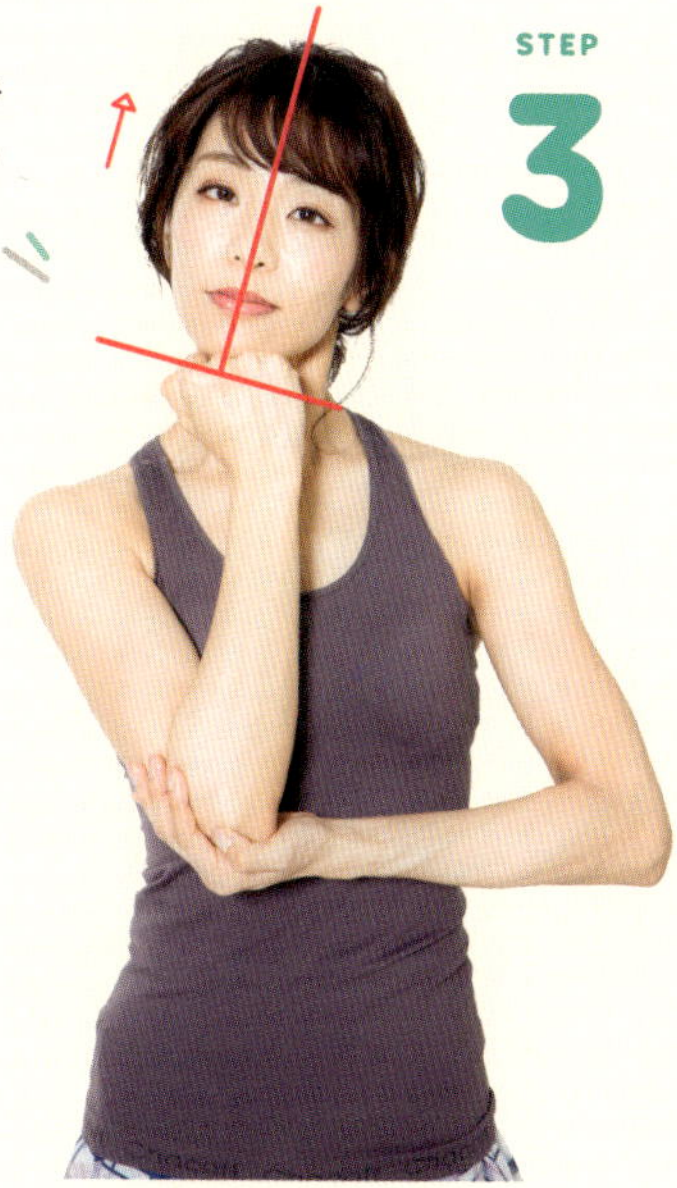

動きの支点を変えずに反対側へ少し傾ける

いったん頭をまっすぐに戻してから、動きの支点を変えずに、反対側へ首を少し傾けます。再び頭をまっすぐに戻し、以降くり返しです。

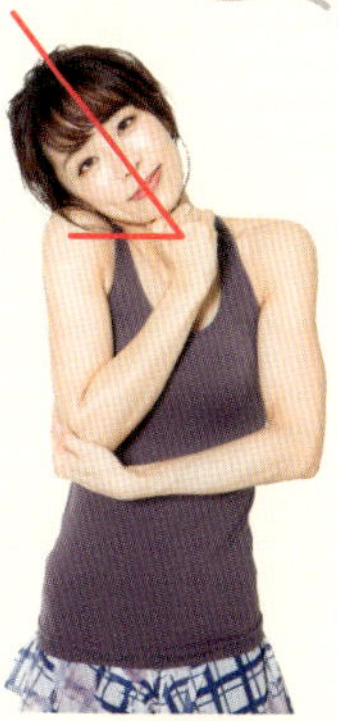

×

肩を上がっていると首の下部が動きがち

肩が上がった状態は首がギュッと短くなり、筋肉が緊張。しかも、頭を倒してしまいやすくなるので、注意。

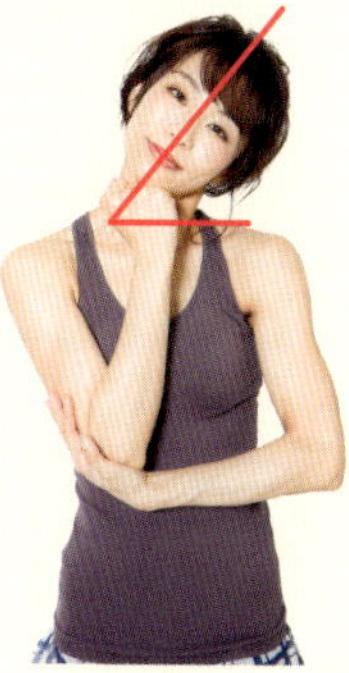

×

アゴがげんこつから離れるのは倒しすぎ

“やった感”がほしいと、つい大きく動かそうとしてしまいますが、アゴはげんこつから離さないように。

習慣の中で「コトコト運動」をうまく取り入れる方法

「コトコト運動」は、いつ、どこで行ってもOKの運動。
時間や場所や回数よりも、頻度と継続が重要です。
まず自分の習慣を振り返り、どこに「コトコト運動」を
取り入れやすいか考えてみましょう。

When And Where ?

1 家事をしながら

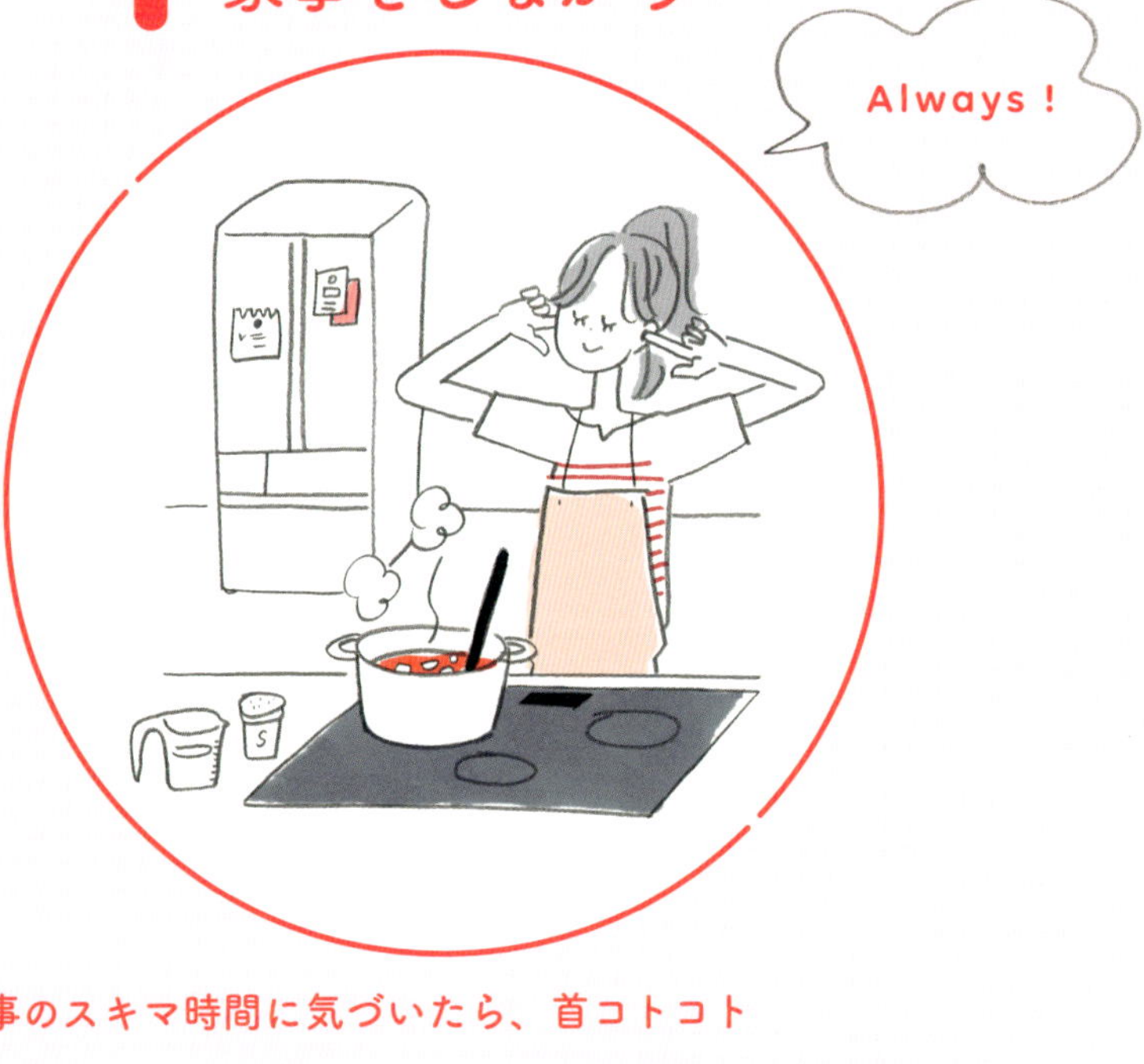

家事のスキマ時間に気づいたら、首コトコト

主婦の方など、一日の中で家事をする時間が多ければ、その時間に「コトコト運動」を組み込んで習慣化。例えばキッチンで、料理に火が通るのを待っている時や、下ごしらえや洗い物で前かがみの姿勢が続いて疲れたなと感じた時に。洗濯物を干したついでや、スーパーマーケットのレジに並んで順番を待っている時に。「コトコト運動」のために特別な時間をつくらなくても、家事のスキマ時間にコトコトするクセがつけばしめたものです。

2

When And Where ?

電車の中で

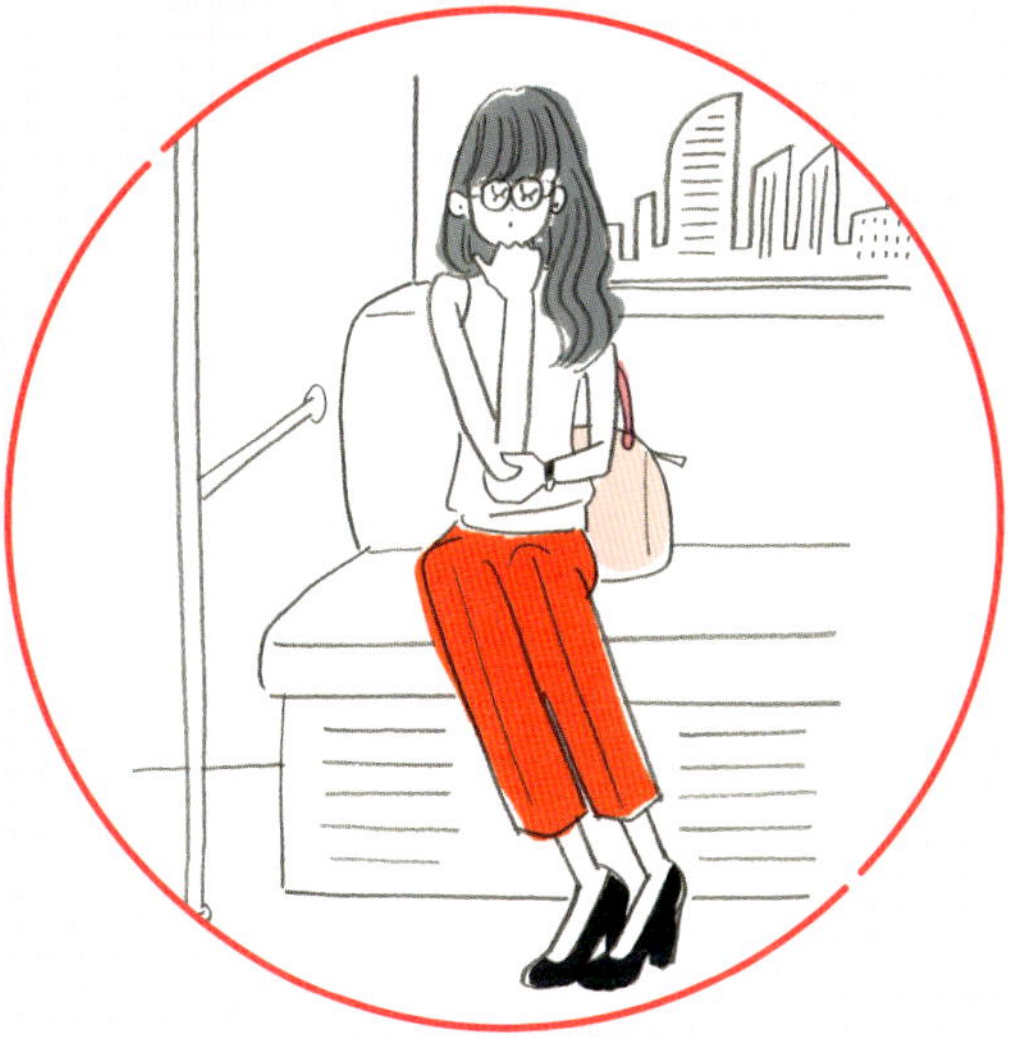

気づかれないレベルのコトコトでも効果あり

つり革を持って立っている時も「コトコト運動」のチャンス。スマートフォンを見る時間を少し減らし、視線を高く保ちながら「どこが動いているのか」しっかり感じながら行いましょう。座席に座れた時も同じです。おしりと太ももの裏がしっかりつくように深く腰かけ、首をコトコト。向かいの人の視線が気になるでしょうか？　おそらくその人も、下を向いているかも。しばらく目をつぶってコトコトしてもいいかもしれませんね。

3

When And Where ?

テレビを観ながら

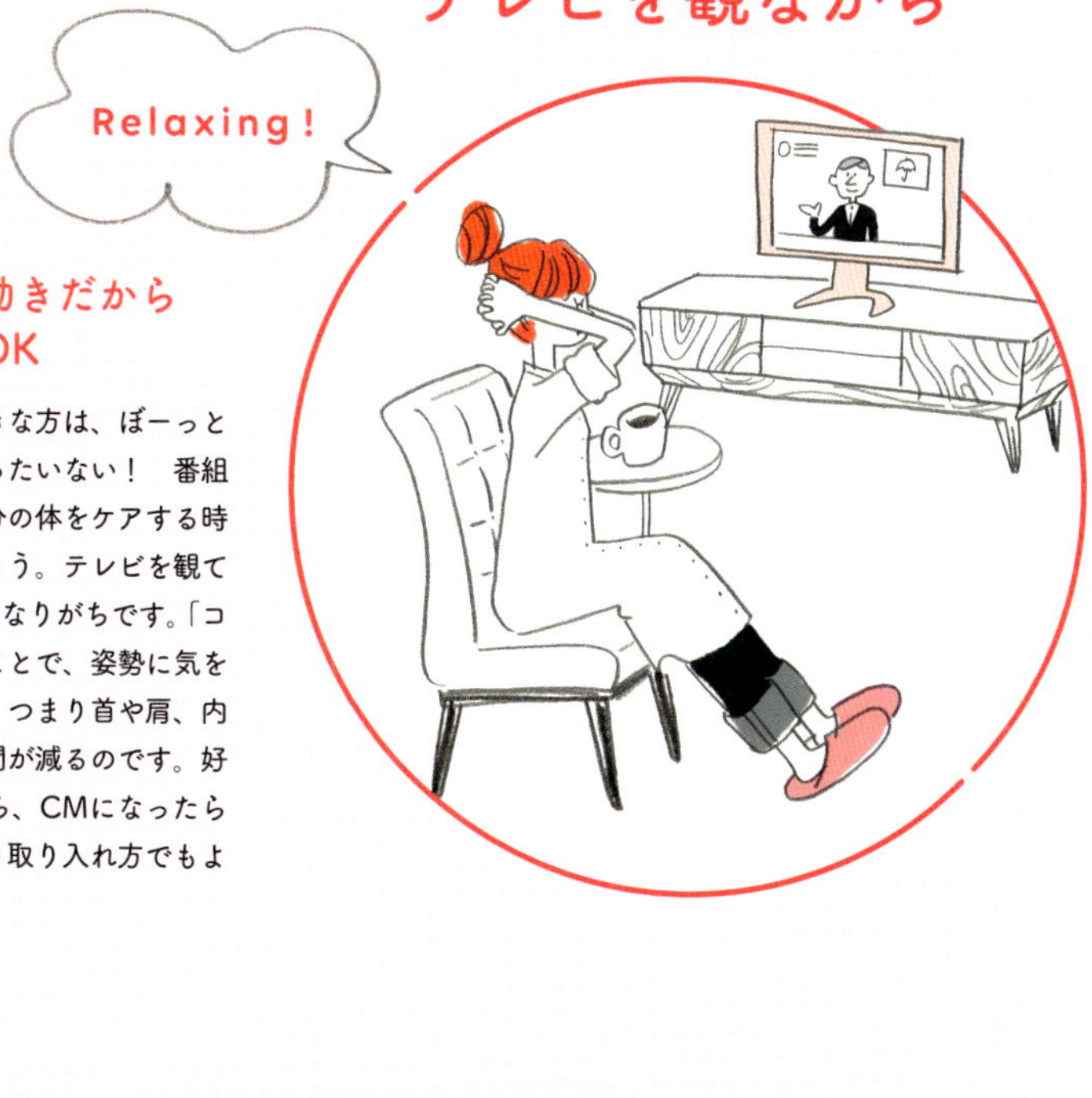

上半身だけの動きだから座っていてもOK

テレビを観るのが好きな方は、ぼーっと観ているだけではもったいない！　番組を楽しみながら、自分の体をケアする時間にしてしまいましょう。テレビを観ている時は、悪い姿勢になりがちです。「コトコト運動」をすることで、姿勢に気をつける時間が増える、つまり首や肩、内臓に負担をかける時間が減るのです。好きなドラマを観ながら、CMになったら首をコトコト、という取り入れ方でもよいと思います。

When And Where ?

4 メイクの前に

朝晩2回、コトコトするだけで顔色も改善

「コトコト運動」は、朝のメイク前にもおすすめです。というのも、首の後ろの負担が減ることで血行がスムーズになり、顔色がよくなるからです。顔が明るくなれば、メイクの仕上がりも変わります。また、頭が前に出た状態で鏡に近づきながらメイクすると、視野が狭くなり、自分の気に入らないところばかり目についてしまいがち（笑）。首を立てて頭を本来の位置に戻すことで、視野が広がり、全体的に自分の顔を見ることができます。

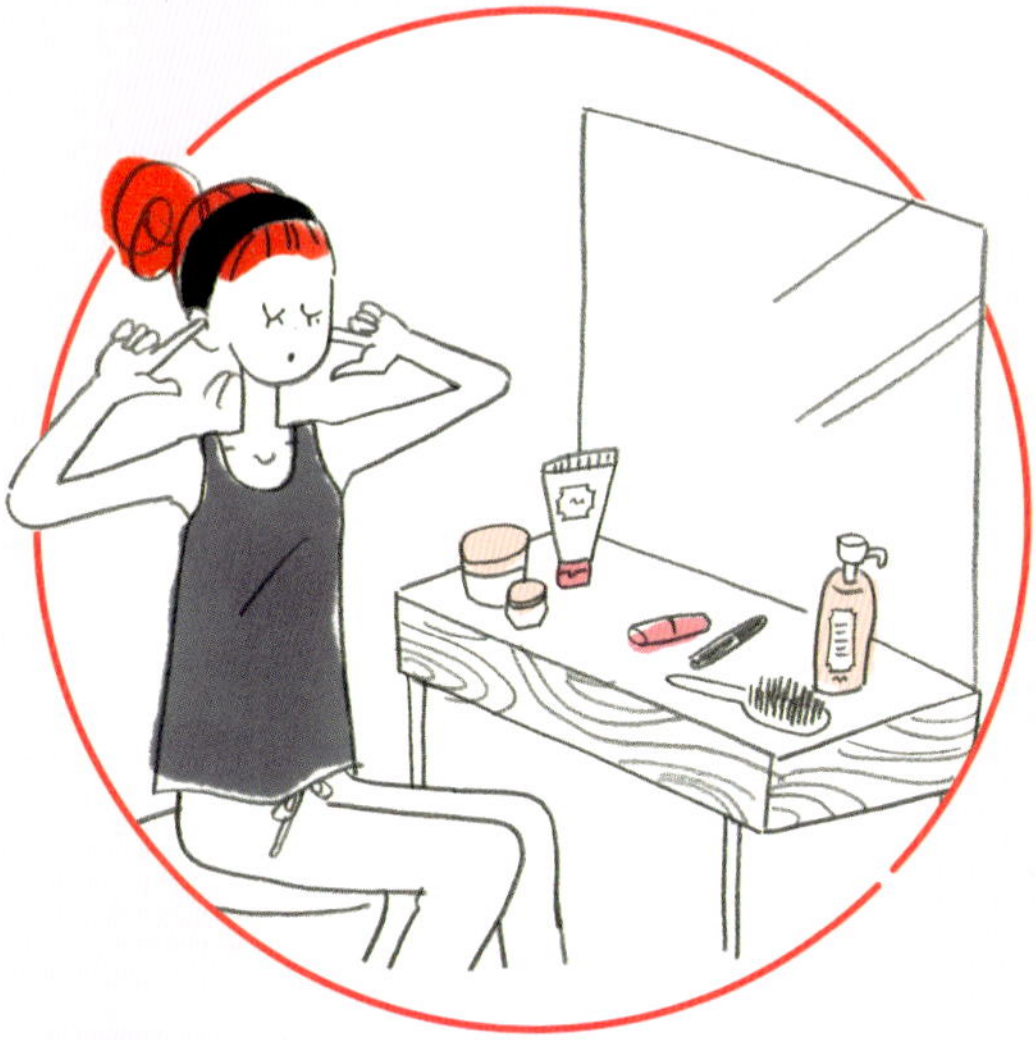

5

When And Where ?

その他

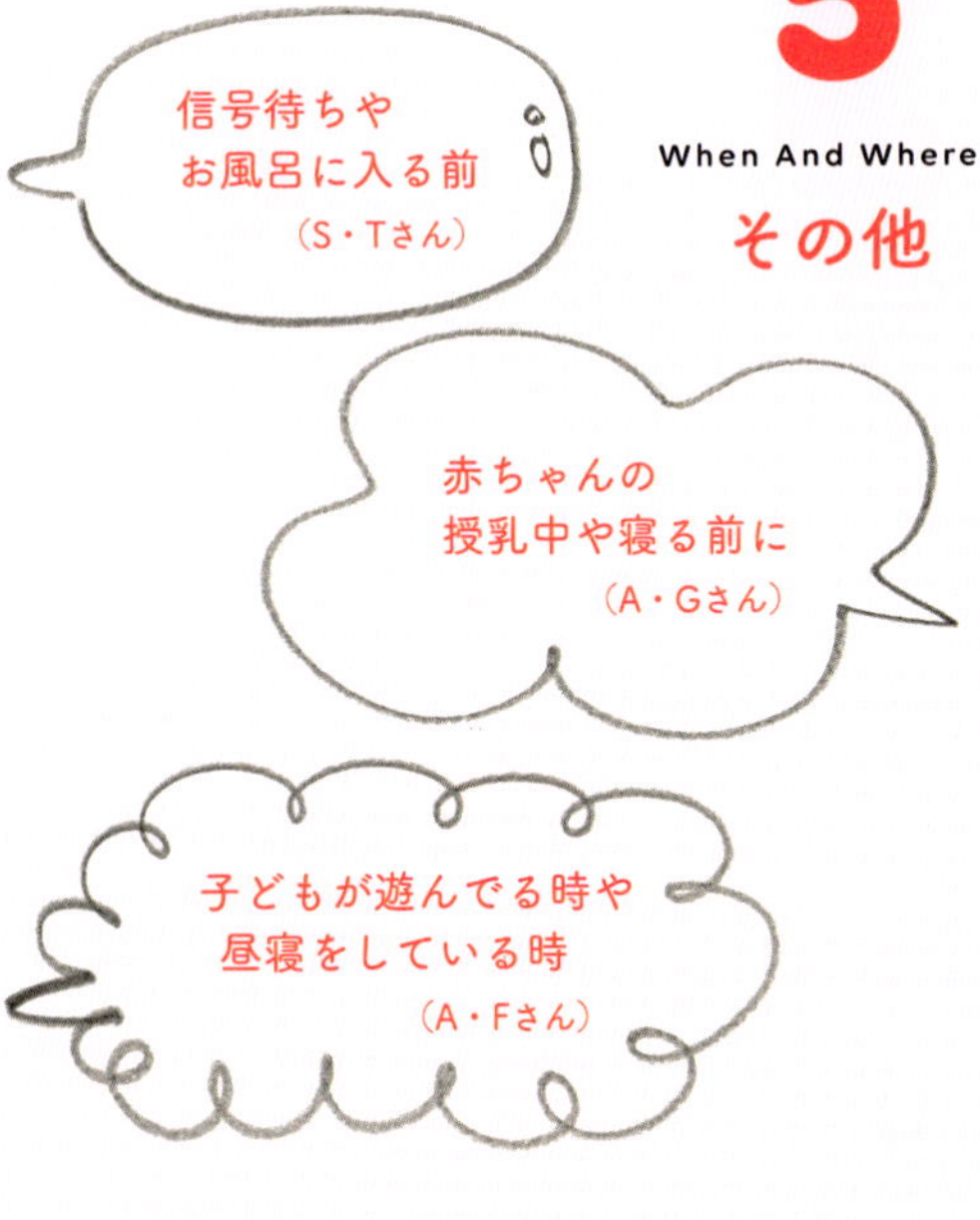
信号待ちや
お風呂に入る前
（S・Tさん）
赤ちゃんの
授乳中や寝る前に
（A・Gさん）
子どもが遊んでる時や
昼寝をしている時
（A・Fさん）

あなた次第で、スキマ時間は無限！

毎日、湯船につかる習慣がある方は、湯船で温まりながら首をコトコト。夜寝る前に読書をする方は、本を目の前に持ち上げて首をコトコト。カフェでひと息ついている時にもできます。テーブルの高さにもよりますが、ひじをついて「げんこつのアッパーポーズ」で行ってもよいかもしれません。習慣は人それぞれなので、自分が「これは毎日する」「1日に何度もする」と思うものと「コトコト運動」をセットにしてみてくださいね！

!

HITOMI Method

「コトコト運動」の注意点

自分の首を想像しながら小さく・優しく・意識的に

「コトコト運動」は筋トレとは違うもの。負荷が高い効果が出るのではなく、普段動かさない場所を動かすから効果が出るのです。**小さく、優しく、首の上部（頭側のつけ根）だけを動かす意識**を持ってゆっくり行いましょう。「1㎝くらいの動きでは物足りない」と思うかもしれませんが、**「やった感」を求めるほど余計なところまで動かしたり、どこかに負担をかけたりしてしまいます**。どうしても手応えがほしい場合は、自分の手で触れて動きを感じてみましょう。耳の後ろから後頭部にかけて指をあて、指先に意識を集中して首をコトコト動かします。**自分の体を「手あて」する優しい気持ちで行う**と、小さくても確かに動いているのが実感できます。

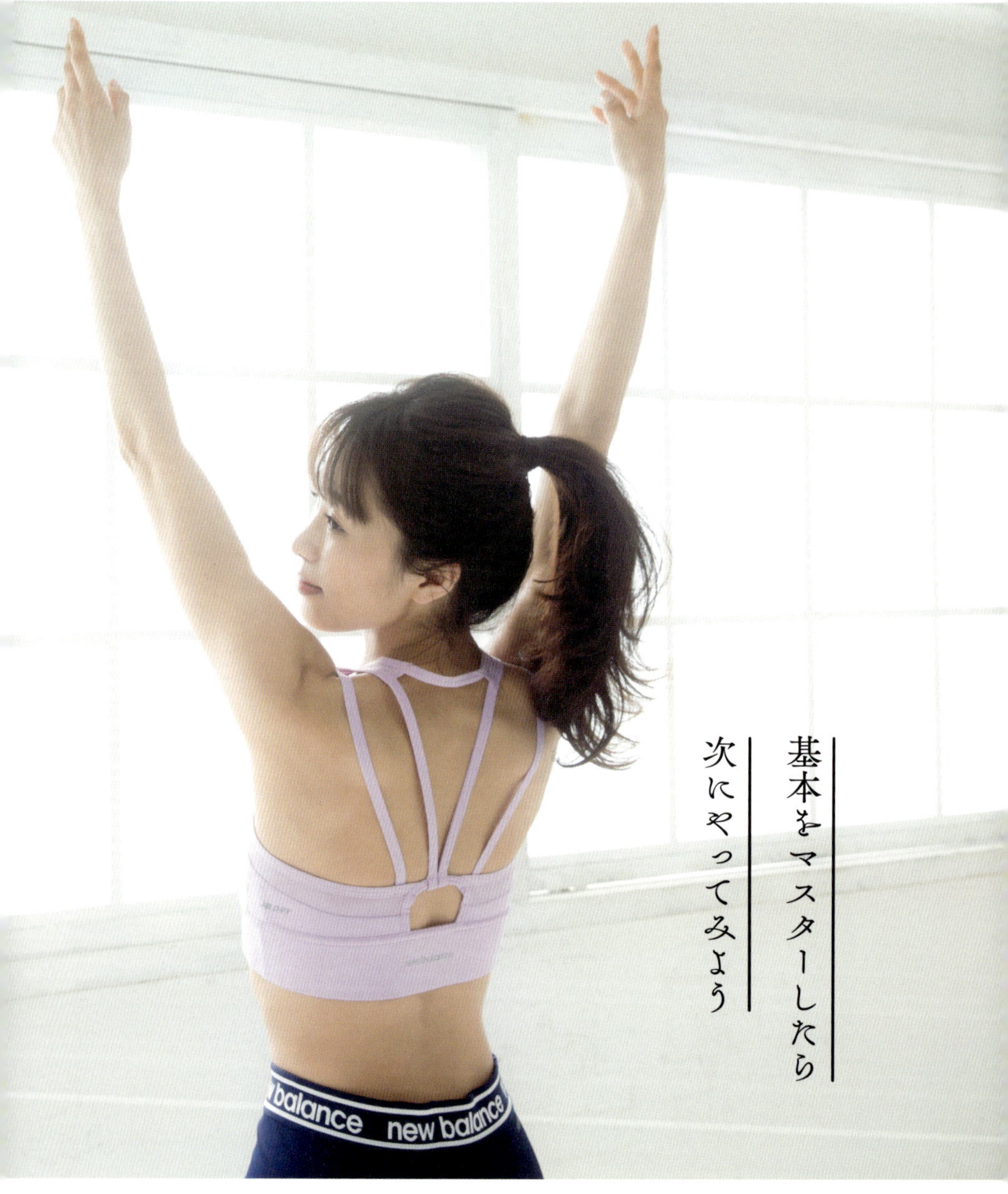

基本をマスターしたら
次にやってみよう

CHAPTER

4

TRY NEXT

"KOTOKOTO"

「コトコト運動」の即効&応用編

「コトコト運動」に少し慣れてきたら、即効&応用パターンにもトライ。首の位置を即効で調整する方法や、プラスワン効果のエクササイズで、さらなるキレイを目指しましょう。

「コトコト運動」の即効&応用編

20秒ですぐ効く!

後頭部の下に本を置いて寝る

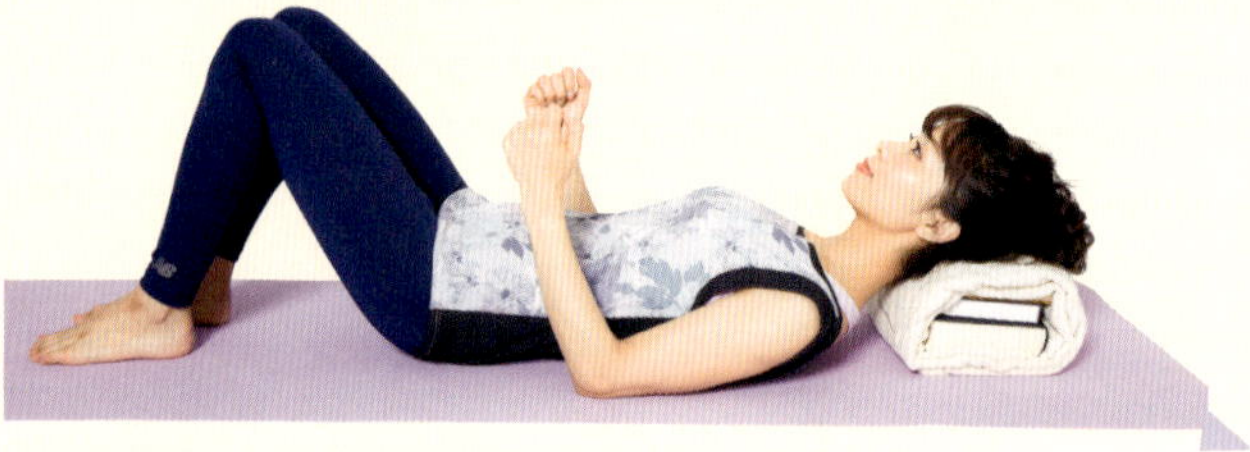

準備するもの

頭をのせやすいサイズの本を何冊かと、タオルを1枚用意します。本を積み重ねてタオルで巻き、合わせて10〜15cmほどの高さになるよう調整。エクササイズ用の簡易枕をつくります。

STEP 1

後頭部の下に本を置き仰向けに寝て、ひじを床に

後頭部の下に本の枕を置き、背中を床につけて寝ます。ひざを立て、足裏を床につけ、肩が上がらないように、ひじを床につけて「小さい前ならえ」を。

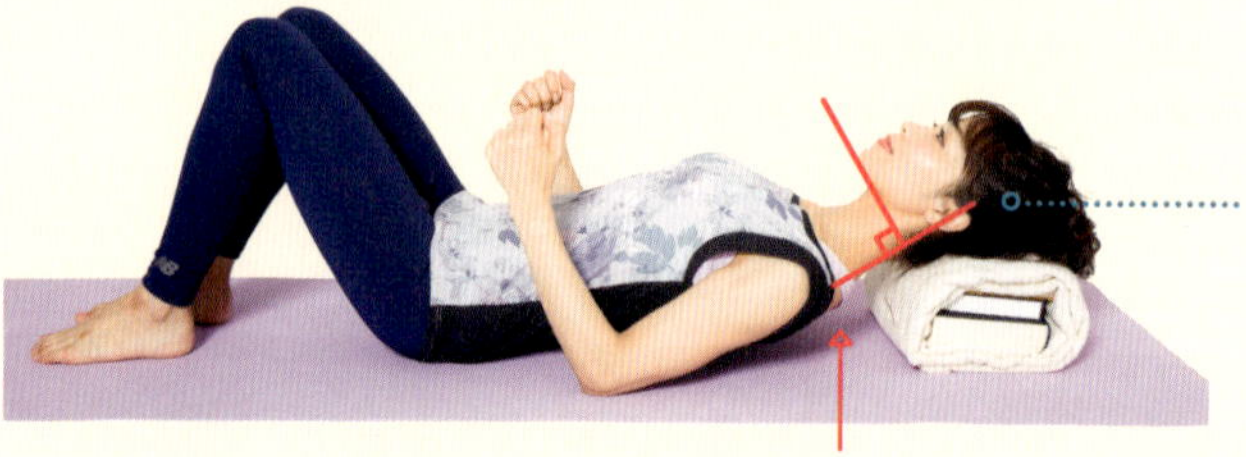

アゴと首の角度を90度に

STEP 2

ひじで床を押しながら背中の上部を浮かせる

ひじで床を押し、背中の上の方（肩甲骨のあたり）を持ち上げます。おしりと腰は床につけたまま、背中と床の間に隙間をつくりましょう。

動画をチェック!

ここでご紹介するのは、**自分の体重を利用して、前傾した首を立てる力を高める方法**です。起き上がったときに頭が軽くなったのを感じ、位置も変わっていると思います。

即効性がありますが、あくまで一時的な効果。日常のクセに負けて、時間とともに首や頭の位置は再びズレていきます。

正しい位置が定着するまで、いつでもどこでも「首コトコト」を頻繁に行うことが大事です。

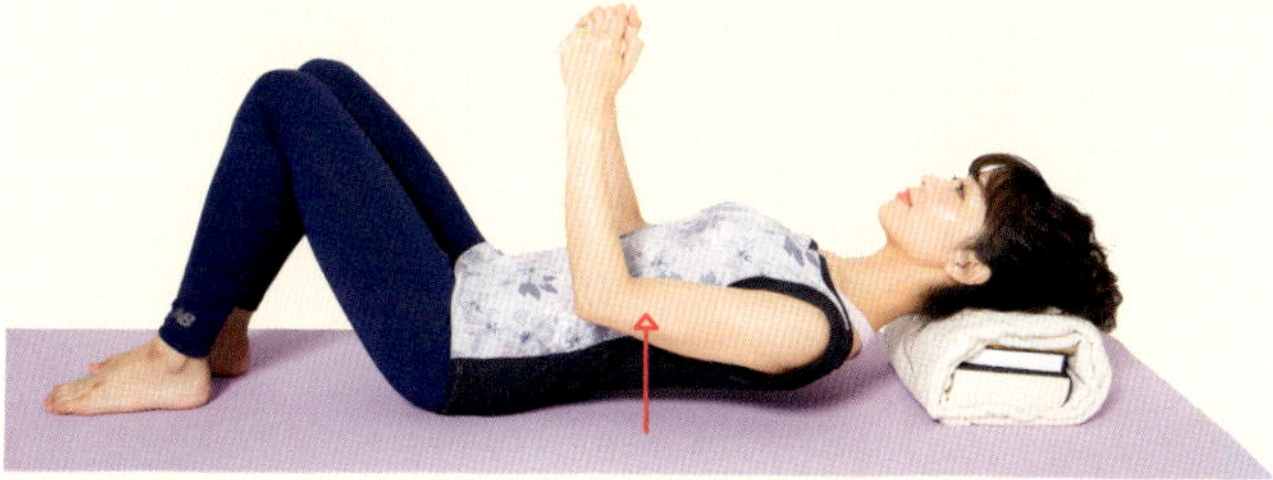

STEP 3

背中を浮かせたままひじを床から離す

背中を浮かせた状態が安定したら、ひじを床から離します。後頭部に自分の体重がしっかりかかってくるのを感じると思います。

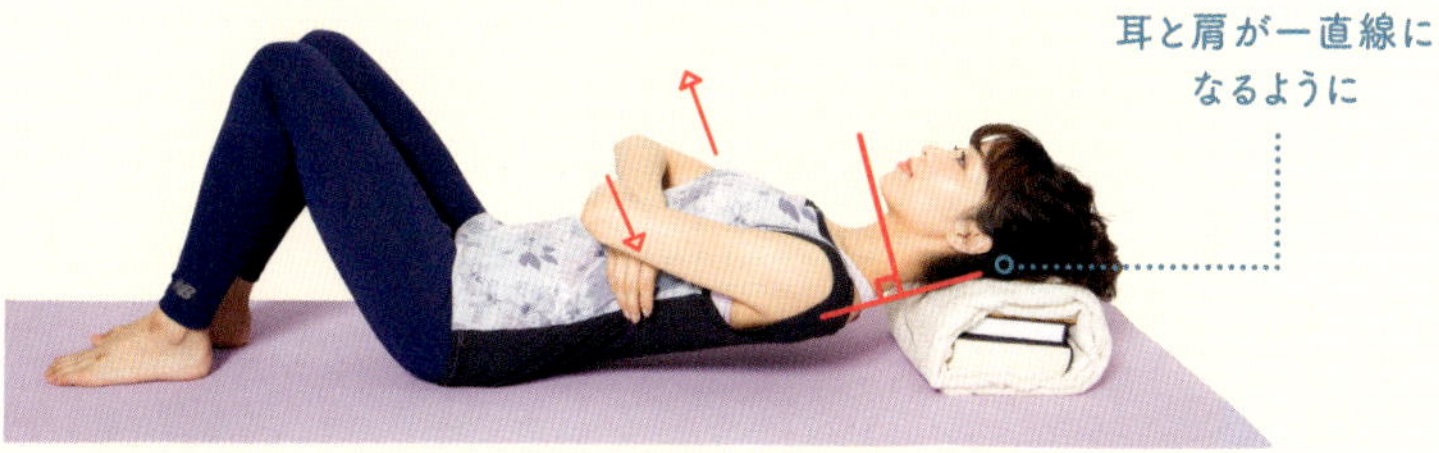

STEP 4

背中に呼吸を送りながら20秒キープ

腕をみぞおちの上にのせ、みぞおちは沈めながら、デコルテを天井へ向かって引き上げるように意識します。アゴは90度、耳と肩が一直線の状態を保ち、深く呼吸をしながら20秒。

アンダーバストを
下げて
デコルテを
上げて

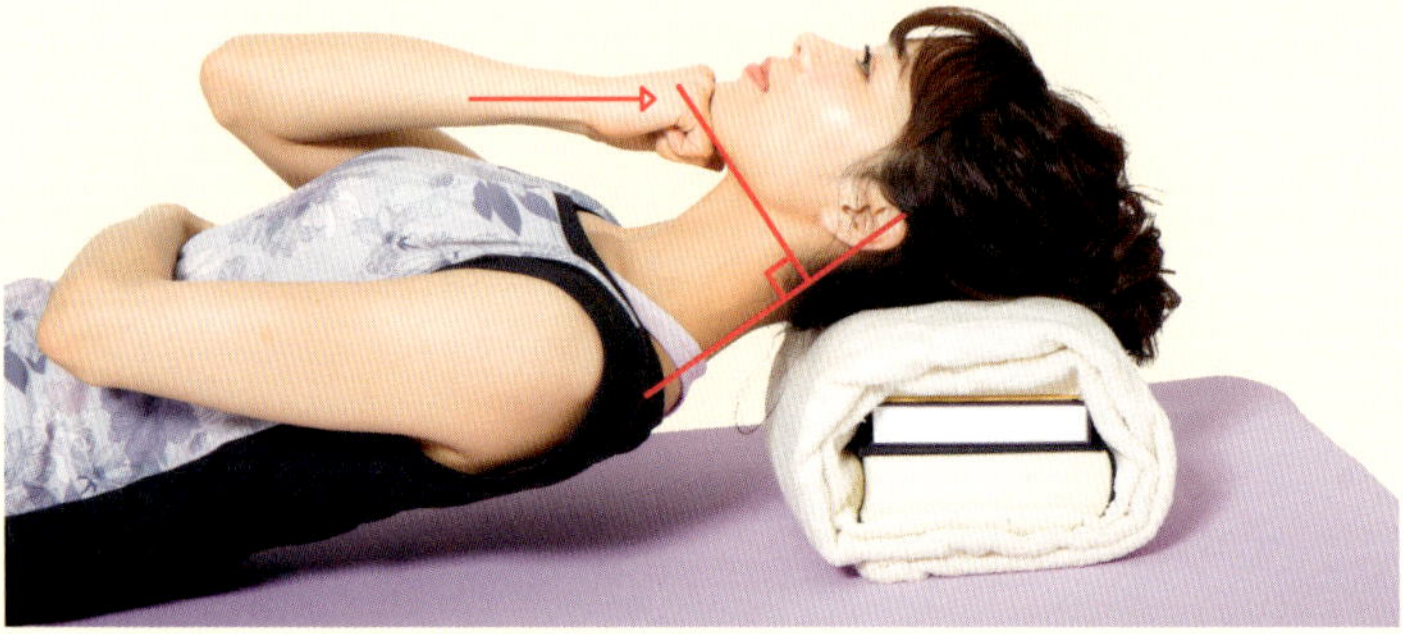

コレもアリ！

アゴが下がりやすいときは げんこつのアッパーポーズ

背中を浮かせたときにアゴと首の間の角度が90度になっているか、げんこつのアッパーポーズでチェック。特にアゴが下がりやすい方は、このままの姿勢で20秒キープがおすすめ。

×

首までのせると動かせなくなる！

本の上にのせるのは頭だけ。首までのせてしまうと、肝心の動かしたい部分＝首の上部を動かせないので注意。

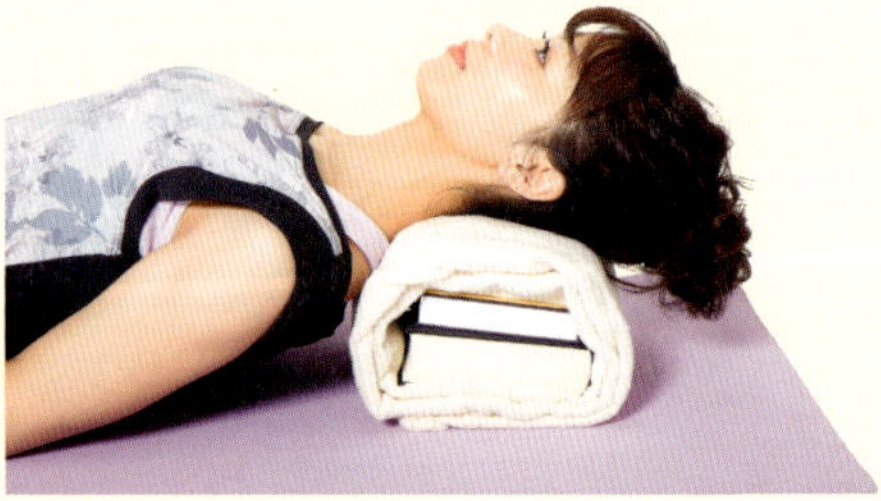

あると便利グッズ

ストレッチツールを活用するのも手

右の写真のような、ストレッチや体幹トレーニングに使うツールがあると便利です。「コトコト運動」の準備運動として背中をゴロゴロほぐすこともできるし、寝そべって行う「首コトコト」の応用パターンのときにも使えます。

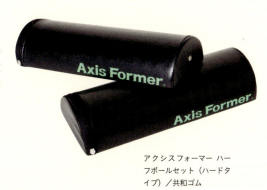

アクシスフォーマー ハーフポールセット（ハードタイプ）／共和ゴム

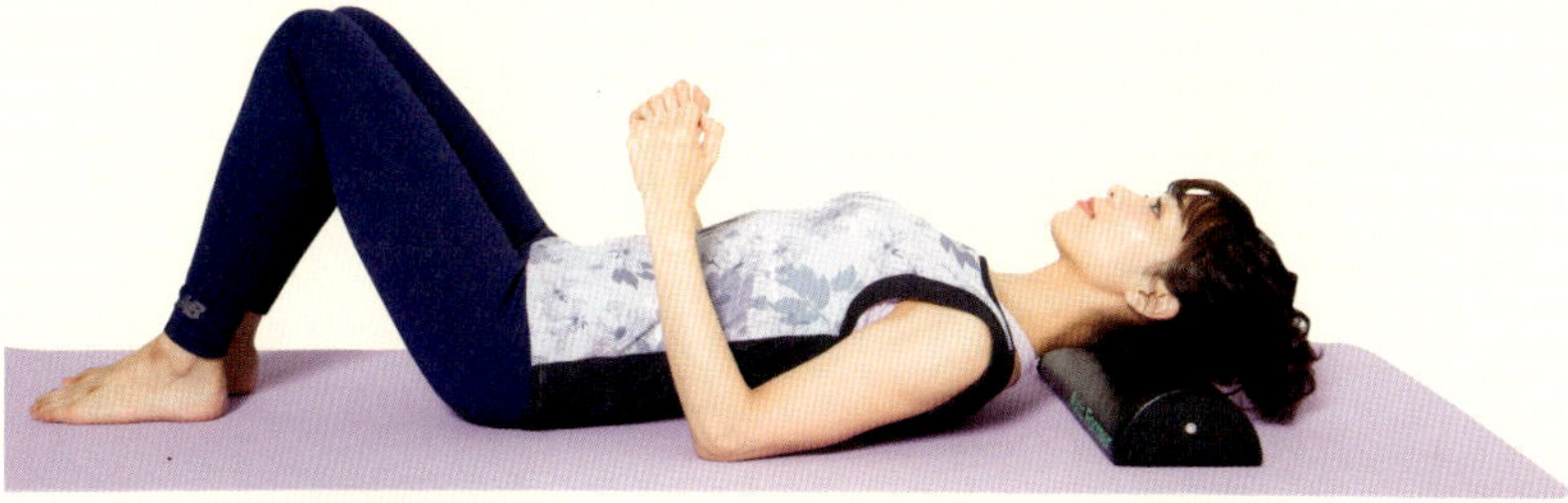

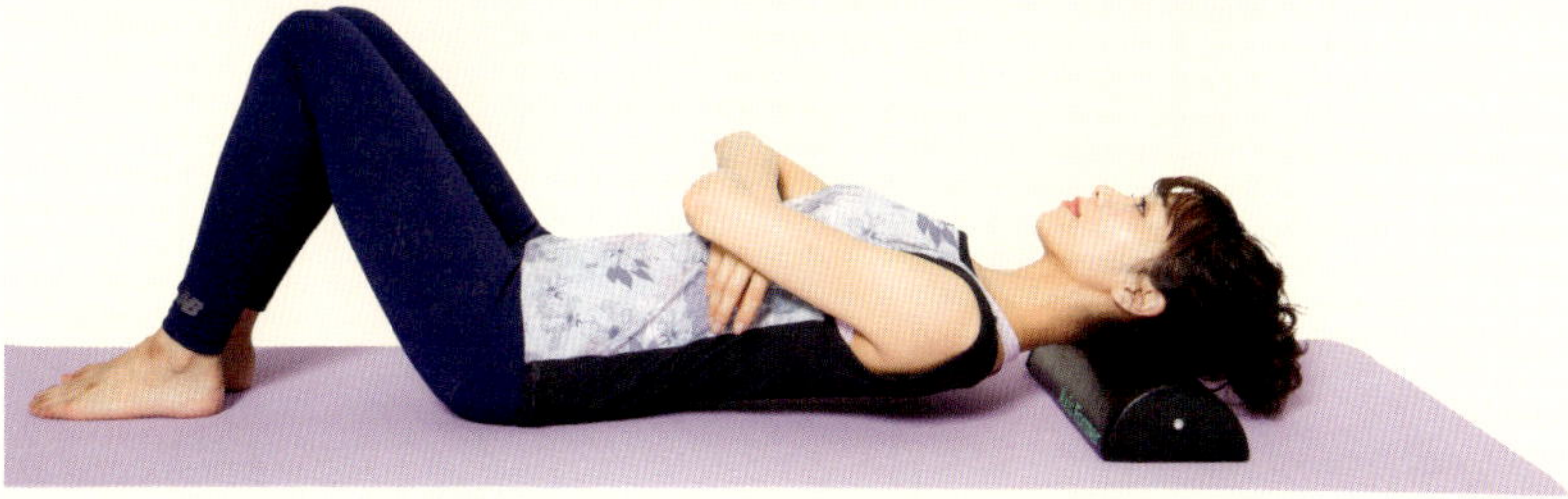

適度な硬度と粘性で使い勝手が◎。半円柱タイプでも円柱タイプでも、使いやすい方で構いません。頭ののせ方や体の動かし方は、本を使ったやり方（P.72）と同様です。

応用 1

二の腕もすっきりする「首コトコト」＋腕回し

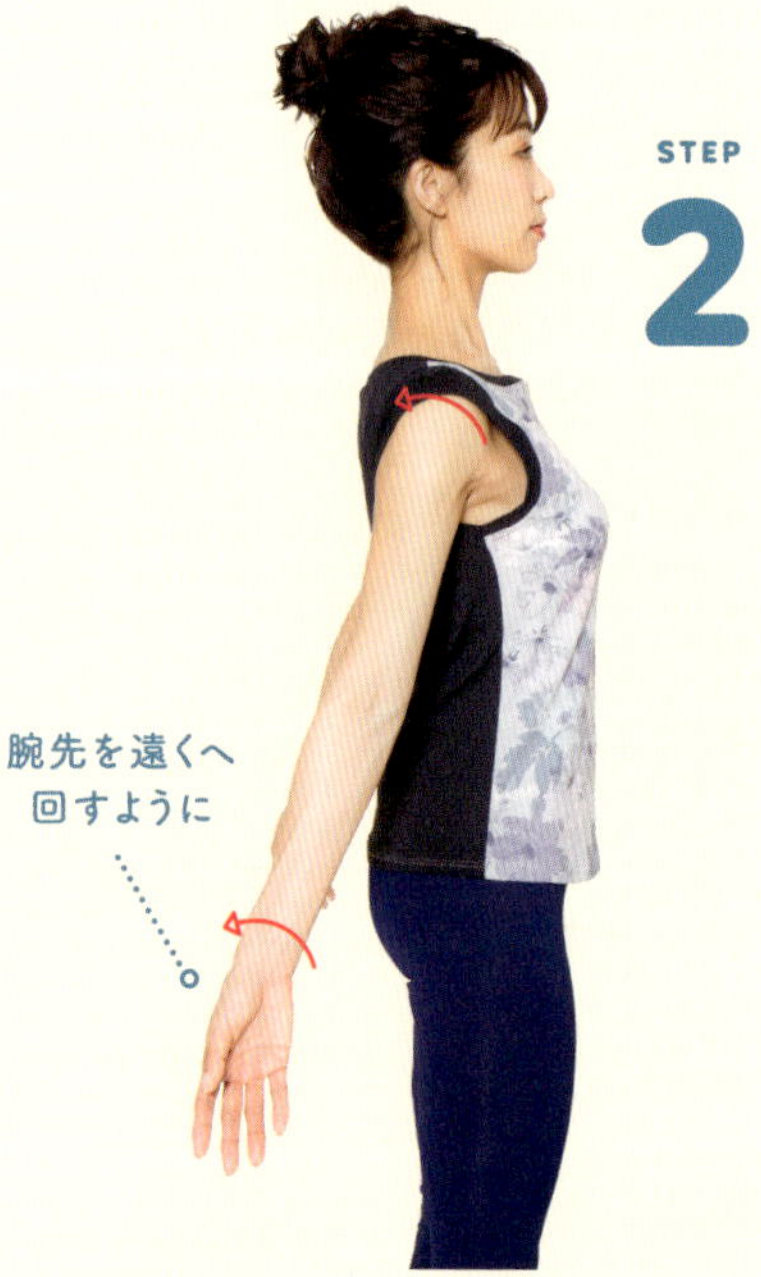

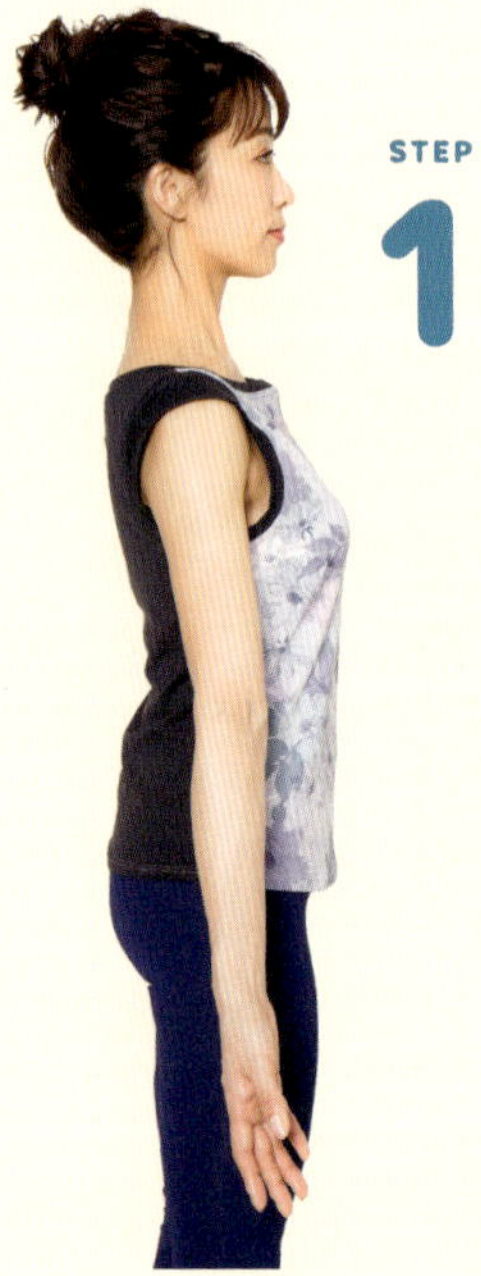

手のひらを体の正面に向け腕を軽く横へ広げる

両方の手のひらを正面に向けて、腕を軽く広げます。背中や腰が反ったり、おなかを突き出したりしないように立ち、目線はまっすぐ前を向きます。

手のひらを外向きに回し肩を後ろへ開く

正面を向いていた手のひらが、体の横を向くように、肩の根元から回転させます。すると、肩が後ろへ開き、胸が引き上がり、二の腕がジワッと刺激されます。

動画をチェック！

頭が前にズレると、重みで肩も引っ張られて巻き肩になります。そのままストレッチや運動をするのと、肩を開いて胸を広げてから動くのとでは、結果が大きく変わってきます。今までとは違う動かし方をすることで、効果は生まれますよ。「首コトコト」に腕回しを組み合わせると、**頭が正しい位置に戻るのと同時に、二の腕もすっきり**。肩甲骨の動きがよくなるため、背中もキレイに！

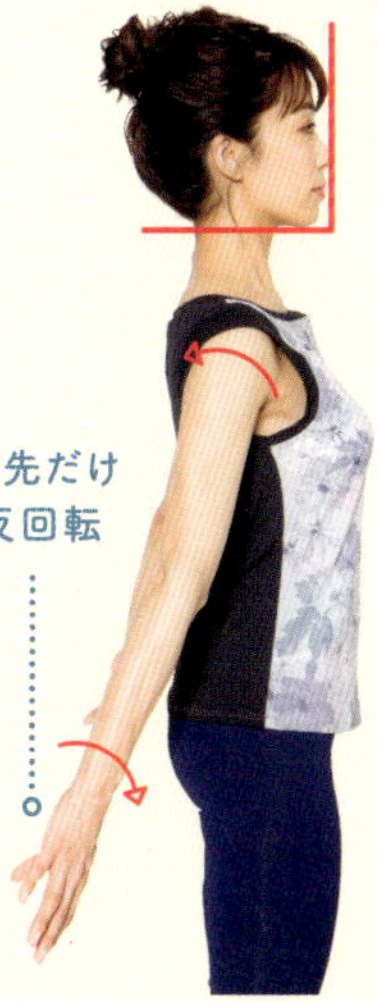

STEP
3

肩の位置は変えず ひじ下だけ内向きに

開いた肩の位置や、引き上がった胸の状態は変えずに、ひじから下だけ内向きに回転させます。せっかく開いた肩を、元に戻らないように注意。

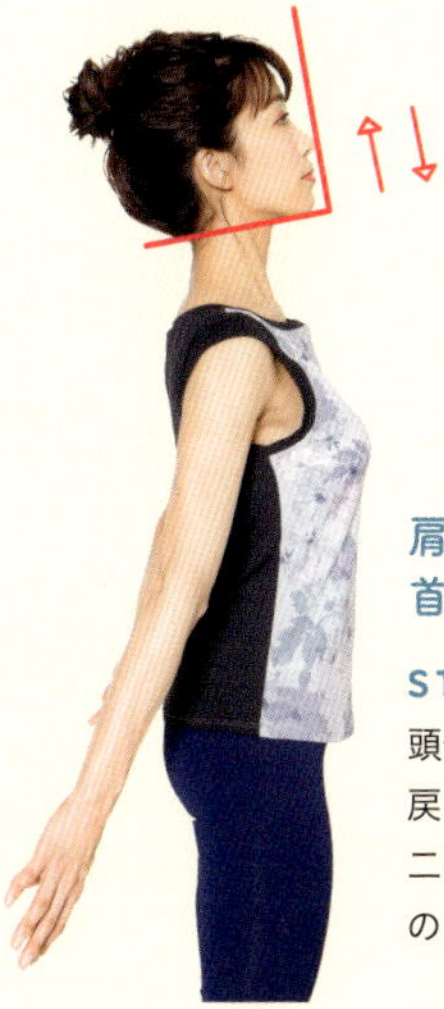

STEP
4

肩や腕をキープし 首をコトコト

STEP3の状態から、後頭部と首の境目を縮めて、戻す動きをくり返します。二の腕が刺激されているのを感じながらコトコト。

×

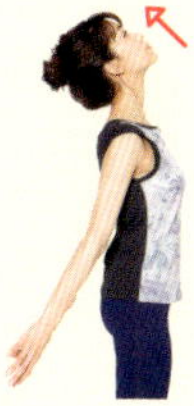

頭を倒しすぎ

首を後ろに倒しすぎないように注意。のどを伸ばすストレッチではなく、首の上部（頭側のつけ根）を動かしたいのです。

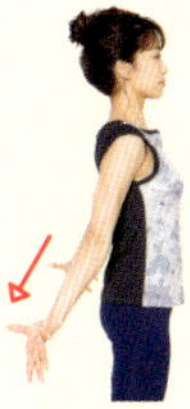

力を入れすぎない

手先に力を入れすぎると、首筋にも余計な力が入ります。首がつらいなと思ったら、手の力を抜いてみましょう。

応用 2

美脚にも効く
「首コトコト」+つま先立ち

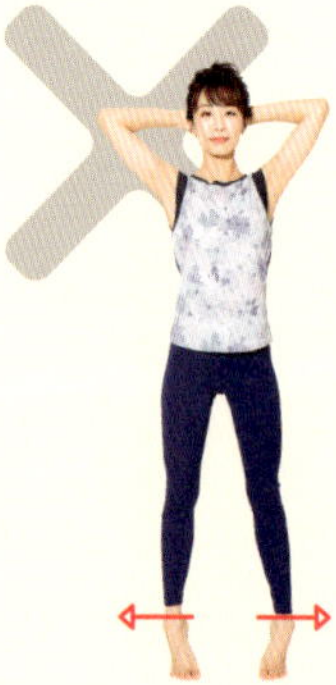

くるぶしが外へ

くるぶしが外へ逃げると、頭の位置がズレやすくなります。余計なところに力が入り太くなってしまうかも…。

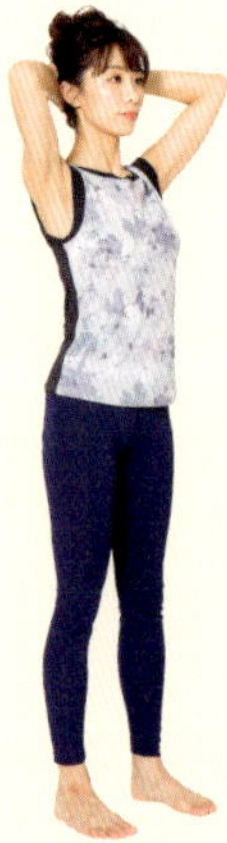

STEP 1

腰幅に足を広げて両手を頭の後ろに

腰幅を目安に足を広げて立ち、両手を後頭部に添えます。ひじは張りすぎない程度に横に開き、胸を広げ正面を見ます。

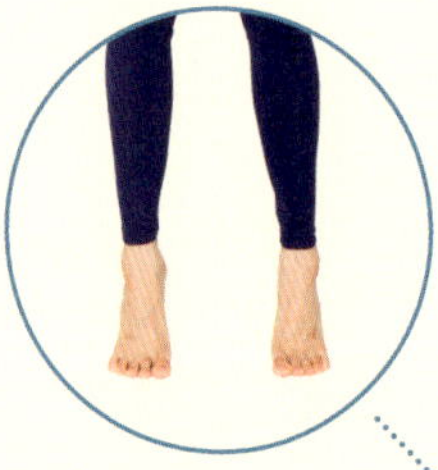

OK!

正しいつま先立ち

足の親指、内くるぶし、ひざの内側が一直線上に並んでいる状態。つま先立ちでも安定感があります。

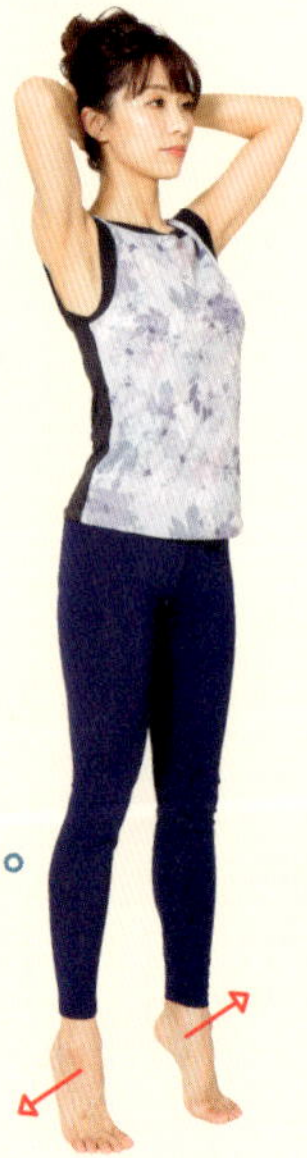

STEP 2

足首をまっすぐにしてかかとを上げる

足首をまっすぐにしたまま、かかとを上げます。足指の裏をベタッと床につけ、足の親指と小指の両方に体重をのせましょう。頭が体の真上にくるように注意。

動画をチェック！

美脚を手に入れたいという方は、「首コトコト」につま先立ちのエクササイズをプラスするのがおすすめ。

足のくるぶしを外側へ逃がさないようにかかとを上げ、ゆっくり下ろすと、体が一番整った状態で立つことができます。

それから首をコトコトすれば、頭の位置が正しい位置に戻りやすくなります。**ふくらはぎや太ももの筋肉を使うので、続けることで脚も引き締まります。**

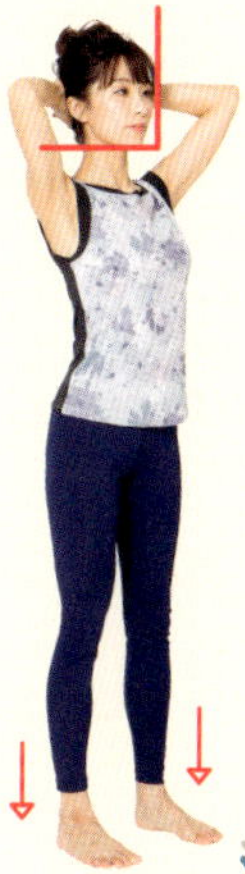

STEP 3

かかとを下ろして足裏全体で立つ

かかとをゆっくりと下ろして、足指の裏とかかとに均等に体重をかけます。足裏の筋肉で床を踏みしめるように立ちましょう。

ゆっくり下ろす

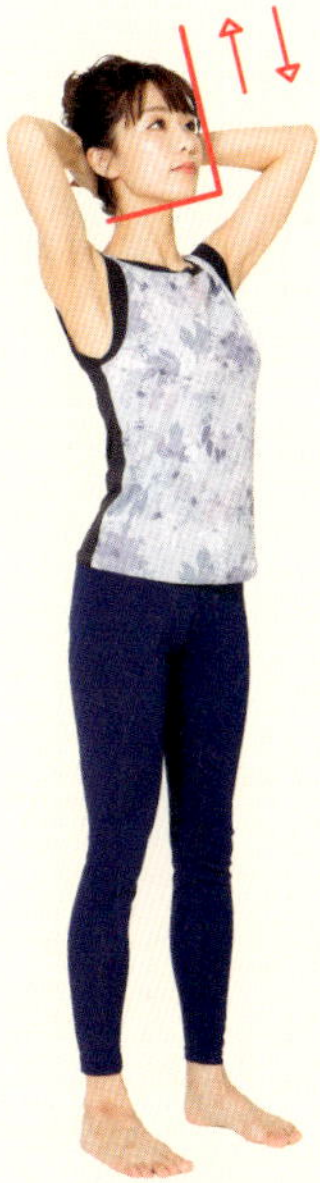

STEP 4

首をコトコトしたらつま先立ちに戻る

後頭部と首の境目をキュッと縮めるように首を動かし、上がったアゴを水平に戻します。コトコトしたあとは、つま先立ちへ戻りくり返します。

×

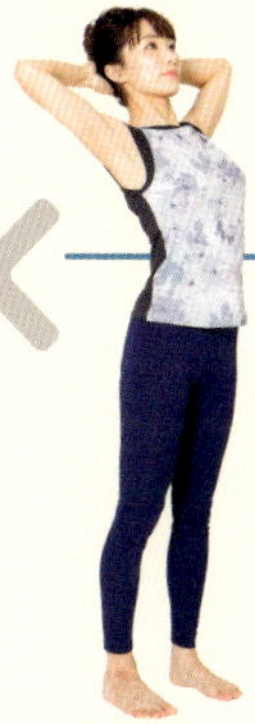

背中が反っている

ひじを張りすぎると、胸は開いても背中や腰が反り、アゴが下がり二重アゴが加速する可能性が！

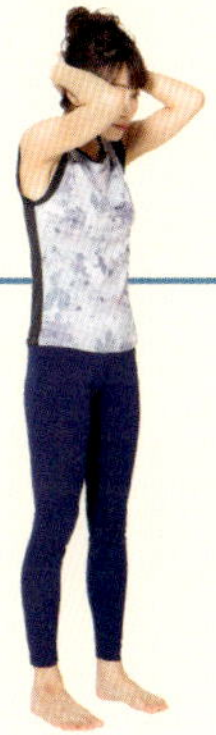

胸が縮んでいる

ひじを閉じていると背中が丸くなりやすく、胸が縮こまってしまい「首コトコト」がきちんとできません。

「コトコト運動」の即効&応用編

応用 3

おなかもへこむ!
「首コトコト」+バンザイ

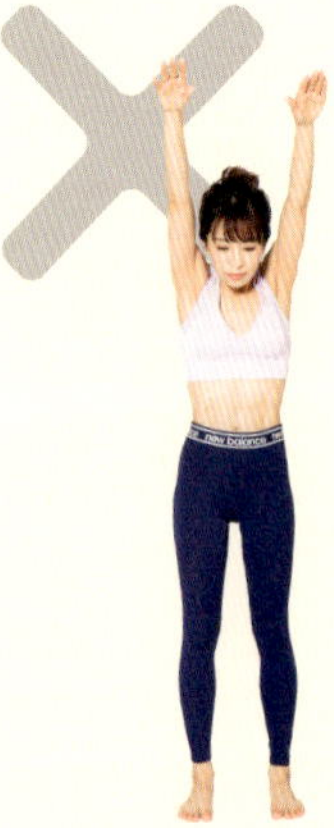

手が真上すぎる

手を真上に上げてバンザイをすると、肩が上がりやすく首周りが窮屈になります。首を長く保つことが大事です。

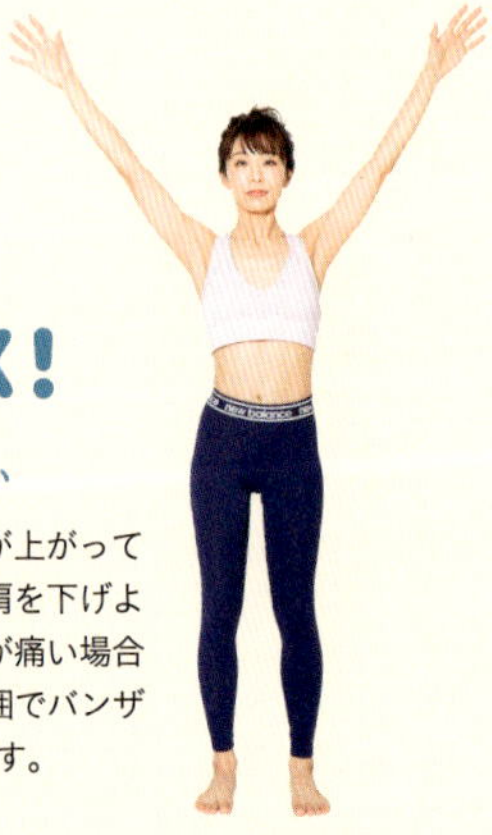

OK!

角度が大きい

どうしても肩が上がってしまう場合、肩を下げようとすると肩が痛い場合は、できる範囲でバンザイすればOKです。

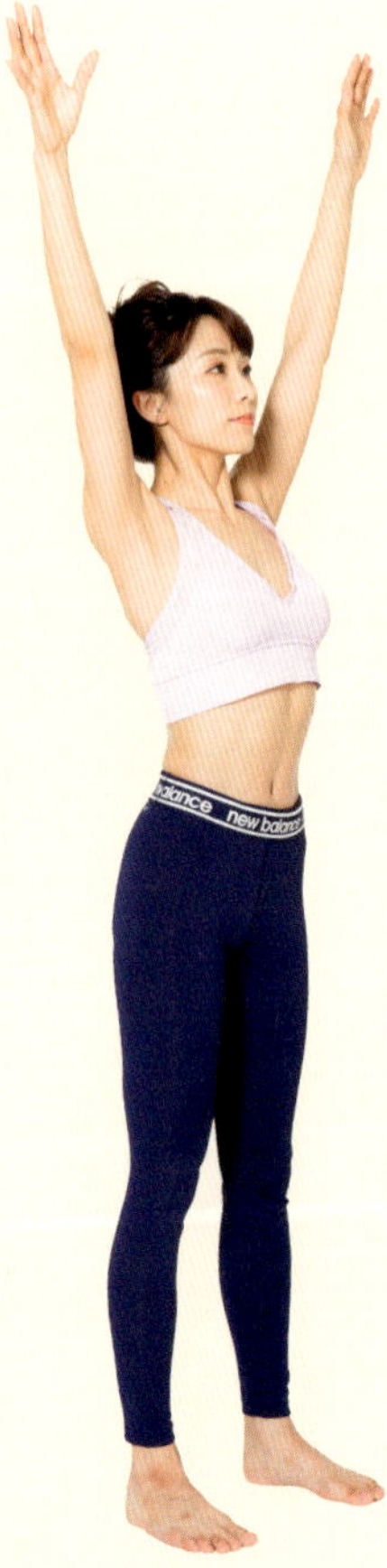

肩を下げて
首を長く

STEP 1

腰幅に足を広げて立ち Yの字にバンザイ

腰幅に足を広げて立ち両手を上げて、バンザイ。手のひらは正面を向けます。ひじをゆるめてから肩を下げ、ひじをもう一度伸ばすのが肩をうまく下げるコツ。

肋骨が下がっておなかがつぶれると、下腹がぽっこり。何とかしたいときは、「首コトコト」とあわせてバンザイポーズを取り入れてみましょう。**バンザイで肋骨が引き上がり、おなかも上へ伸びてくれます。**

気をつけたいのは、首が短く縮こまった状態で「首コトコト」をしても結果が出にくいということ。バンザイをする際、必ず肩を下げる意識を持ち、首を長く保っておくことがカギ！

動画をチェック！

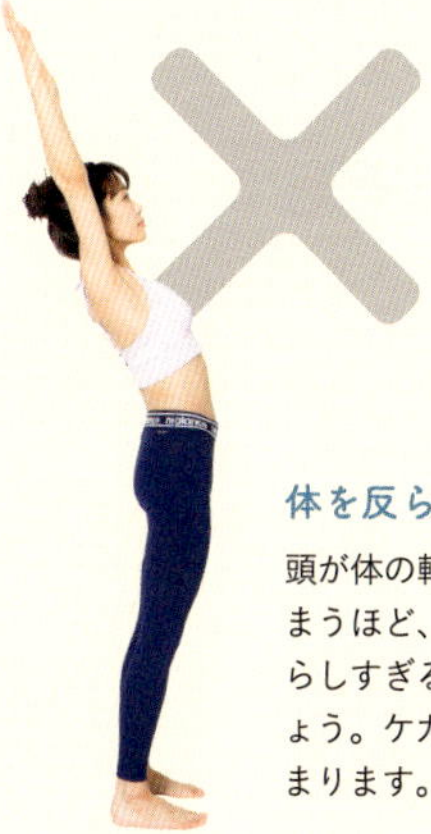

体を反らしすぎ

頭が体の軸からズレてしまうほど、バンザイを反らしすぎるのは避けましょう。ケガのリスクが高まります。

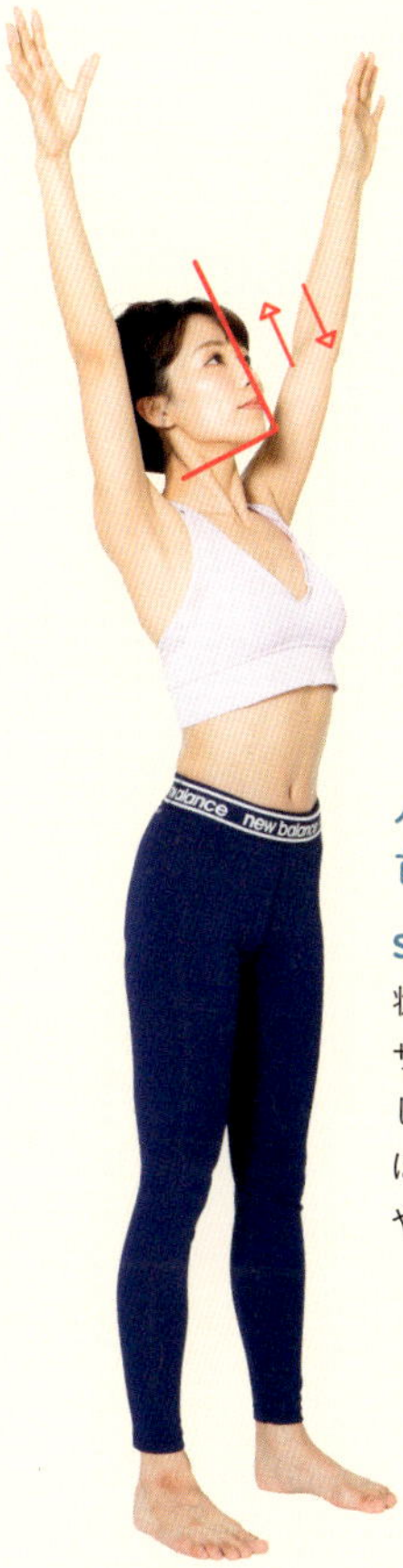

STEP 2

バンザイポーズのまま首をコトコトと動かす

STEP1で首を長くした状態で首をコトコト。バンザイポーズのおかげで下垂しがちな肋骨が引き上がり、ぽっこり出た下腹がへこみやすくなります。

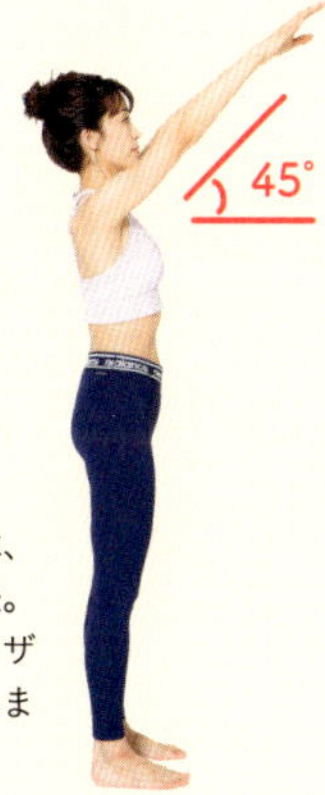

OK!

できる範囲でOK

首や肩がつらい場合は、無理しなくても大丈夫。斜め45度程度のバンザイでもう一度試してみましょう。

「コトコト運動」のQ&A

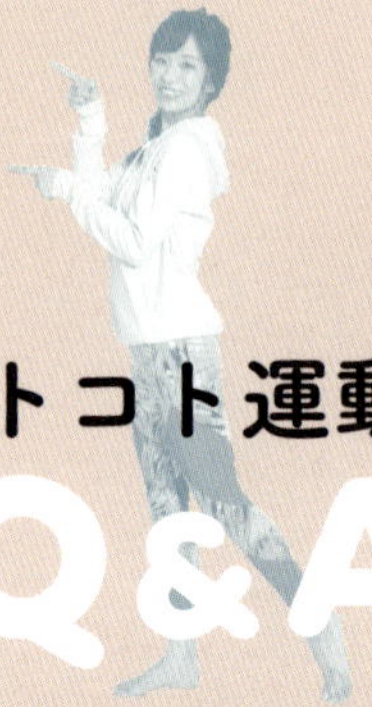

よくある疑問や質問に
お答えします。気になる項目の回答を
チェックして、焦らずに
コトコト、続けてくださいね!

Q1 何回くらいやったらいい?

A テレビを観ながらでも、家事をしながらでも、ふと気づいたときに好きな回数を行ってください。「コトコト運動」は、何回やるかではなく頻度が大事です。何度も自分の首の上部の動きを感じていくことで、意識せずに首の上部を使えるようになります。どうしても回数を決めてタスク化したい方は、朝と夜に20回ずつを目安にチャレンジしてみましょう。単に回数をこなすのではなく、きちんと自分の体を意識して良質な「20回」を!

Q2 どのくらい続けたらいい?

A ずばり、"一生続ける"くらいの気持ちで! なぜなら、日常生活の中で首の上部を動かすことは滅多にありません。一方、首の下部は、パソコンやスマートフォンの使用でどんどん前のめりになっています。しかも世の中が便利になり、現代人は運動不足になりがち。放っておくと姿勢は崩れていくばかりです。一度正しい位置に首が戻っても、その後の習慣がわるければ元の位置にすぐ戻ってしまいます。「コトコト運動」は、一生続けられるくらいの小さくてラクな運動です。毎日の歯磨きと同じくらい、あたりまえになると◎。

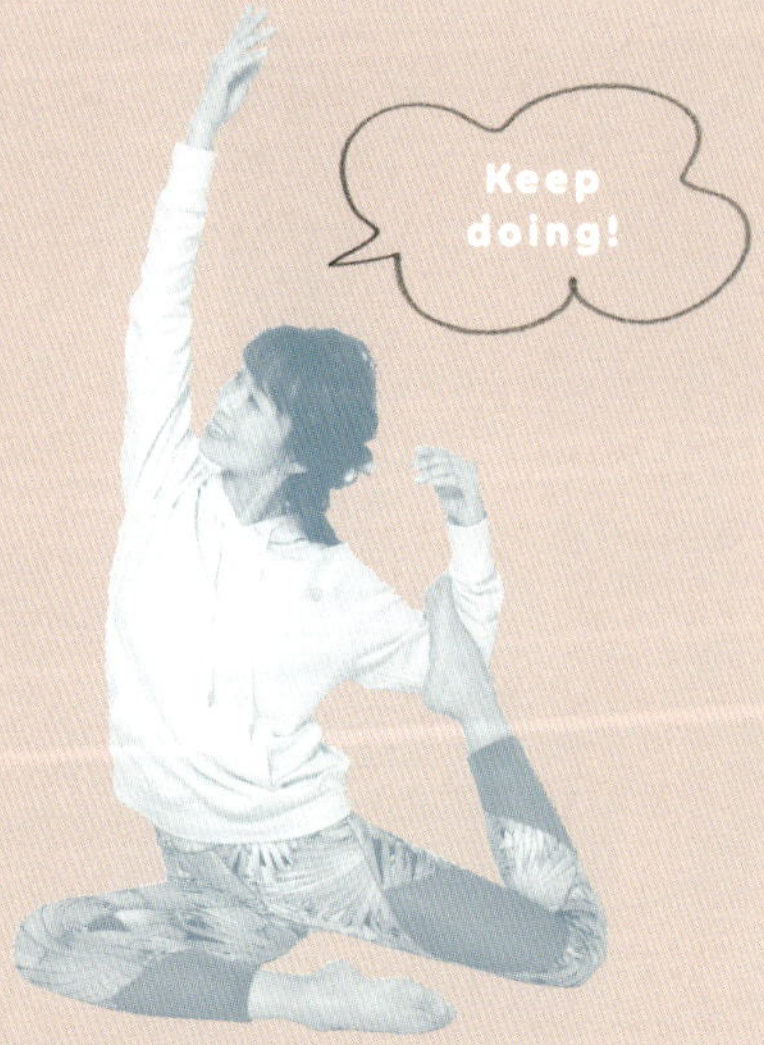

Q3 なんだか効果が出ない気がするのですが

A まずは、やり方が間違っていないかを確認しましょう（P84）。そのうえで、あなたが求める効果は何なのか、再確認してみましょう。今だけ肩コリや二重アゴが消えれば満足ですか?「コトコト運動」に取り組んでいるのは、自分の体がなぜこんなことになっているのかを知りたい、不調が悪化するのを食い止めたい、この悩みと一生サヨナラしたいからではないでしょうか。だとしたら、長期的な視点を持つことが大切。知らなかったことを知れた自分、体を意識して動かしている自分を評価してあげてくださいね。

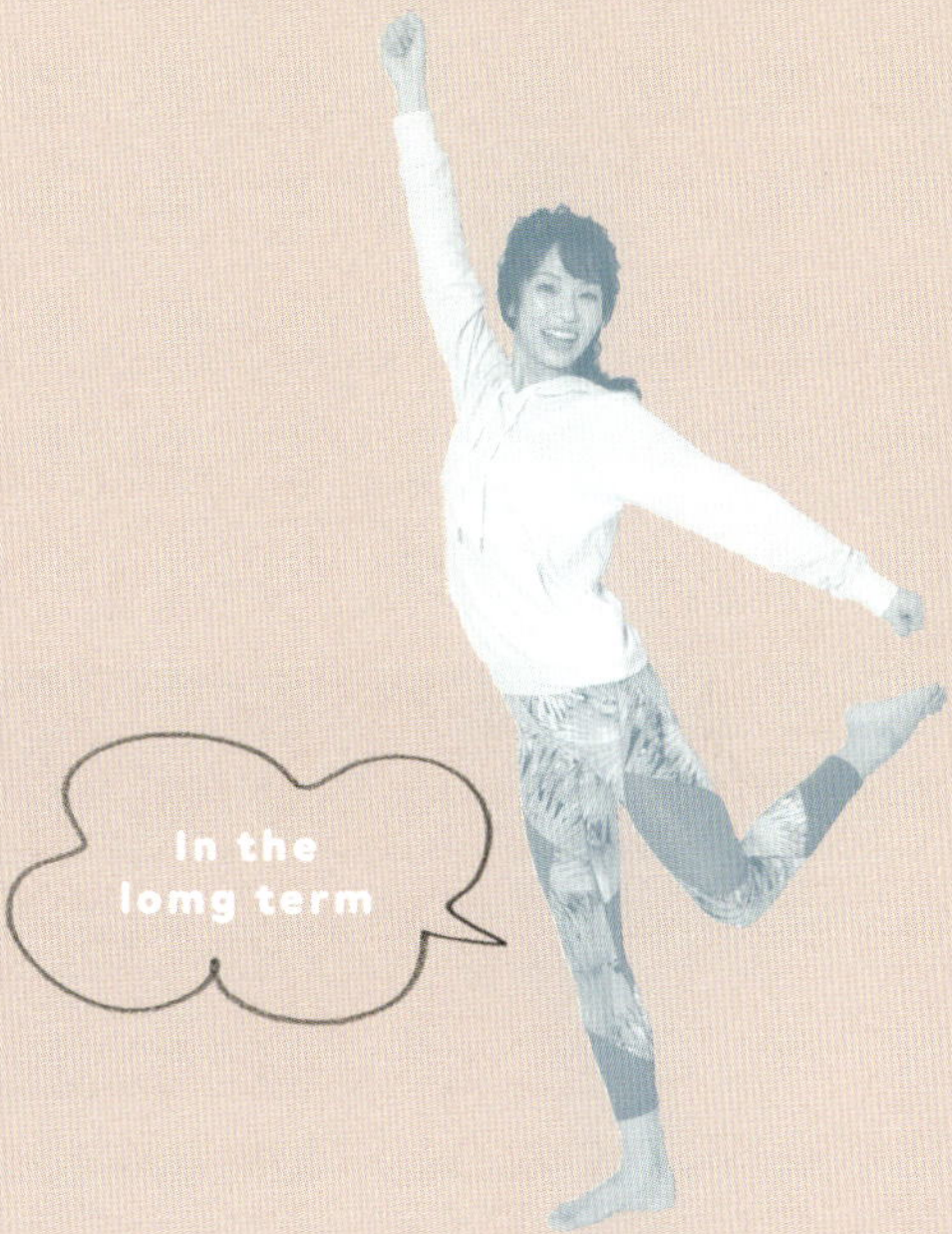

Q4 正しくできているか自信がないのですが

A うまくできているのか、はじめは誰でも不安だと思います。今まですっかり存在を忘れていた首の上部を、突然意識しようと思っても難しいのです。じっくり取り組むことが必要です。まずは、首の上部の骨を確かめるイメージでコトコトしてみましょう。そして徐々に、首の上に頭がコトンとのるイメージで動かしてみてください。「こんな小さなことで悩みを解消できたらラッキー!」とワクワクしながら続けられるといいですね。

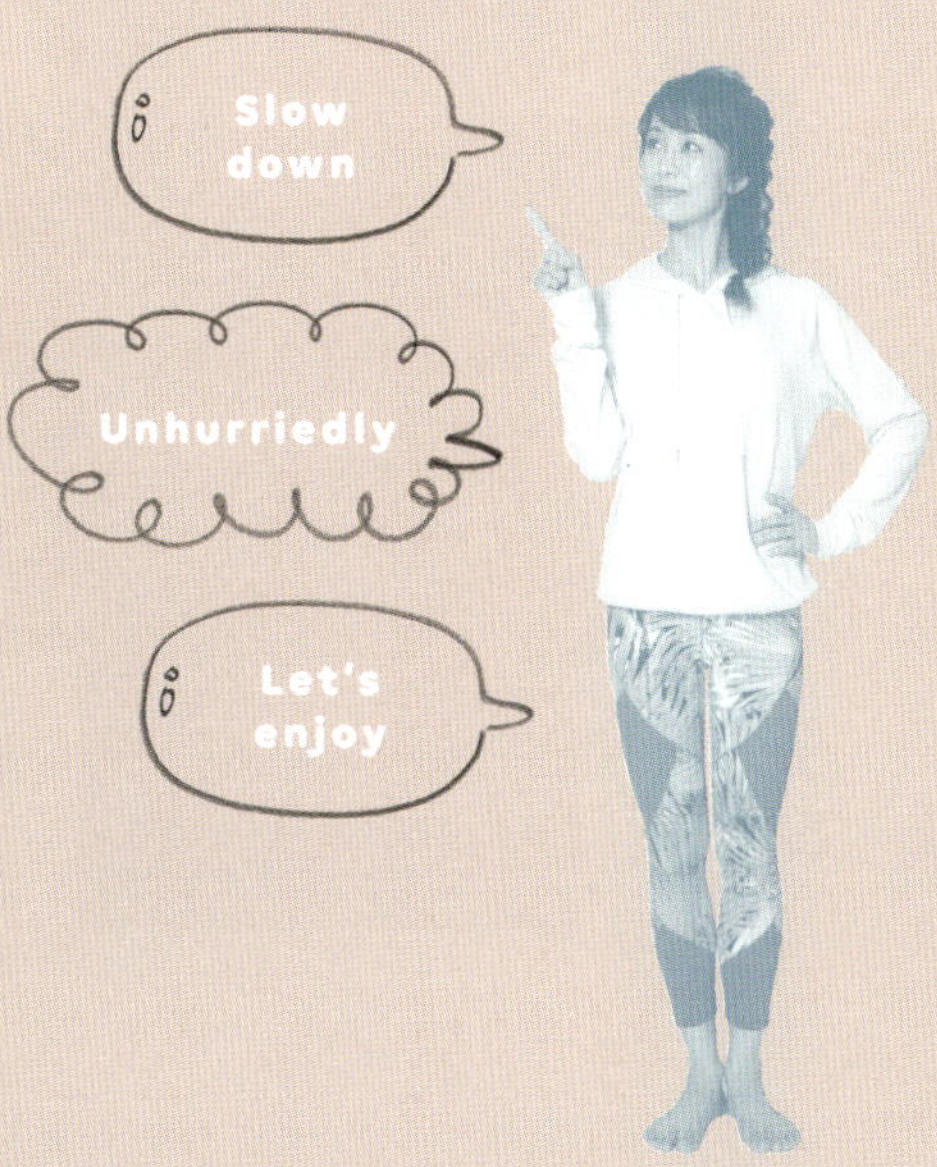

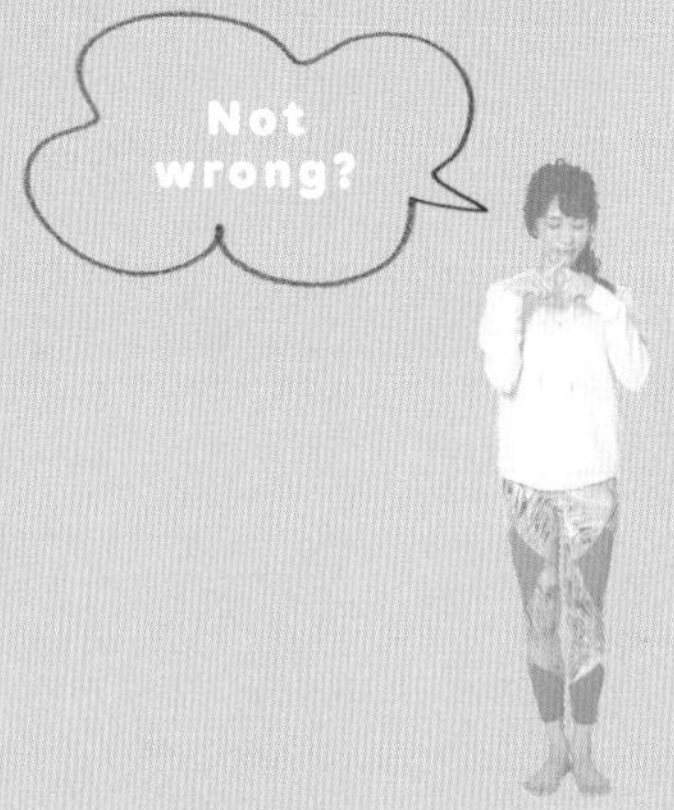

うまくいかないときのチェック方法

もしなかなか手応えを感じられない場合は、以下のチェック1〜9にあてはまっていないか確認してみましょう。少し気をつけるだけで「首コトコト」がうまくいくはず。きっと、効果はあとからついてきますよ。

1 肩が上がっていませんか？

すべてのパターンの「コトコト運動」にあてはまることですが、肩が上がっていると首を動かしにくくなり、効果が出にくくなります。また、ひじを締めすぎると肩が上がりやすくなるので注意。脇をゆるめて、肩を下げるようにすることで、首がすっと長い状態になり、「コトコト運動」の効果アップにつながります。

2 体が縮まっていませんか？

背中や腰を丸めてダラーンと座り、体が縮こまった姿勢で「首コトコト」をしても、あまり意味がありません。体が縮んでいるということは、首も肩も前傾し、深い呼吸ができていないということ。動かしたい首の上部はもちろんのこと、体を動かしづらい状態です。デコルテを引き上げ、肋骨内にたっぷり空気を入れられるような状態を意識して行いましょう。

3 体に力が入りすぎていませんか？

指先や手先に力が入っていると、体全体が縮まり、体を動かしにくくなります。基本1の指さしや、基本4 5のげんこつなど、余分な力を抜いてリラックスしましょう。「コトコト運動」は、体に負荷をかけてエクササイズする運動ではありません。普段動かしていないところを動かしてあげるだけでいいのです。

4 正しい座り方・立ち方ができていますか？

「コトコト運動」は、座って行っても、立って行ってもOKですが、どちらも下半身の意識がダルダルなままでは効果を十分に引き出せないことがあります。ちゃんと座ってorちゃんと立ったうえでコトコトするように心がけて。座るときはおしりと太ももをイスの座面にしっかりつけ、立つときは足裏全体に体重をのせるようにしましょう（P.46参照）。

5 正しい呼吸はできていますか？

「首コトコト」をする際は、横隔膜・肋骨呼吸がおすすめ。これは、肋骨を広げて横隔膜を下げるように吸い、吐くときは肋骨が縮んで横隔膜が上がる、深い呼吸です。体本来の呼吸法なので、シンプルで無理がありません。肩が上がって肩呼吸になっていると、呼吸が浅くなり、体に余計な力が入ってしまうので要注意です（P.48参照）。

6 軸がブレていませんか？

基本①で耳に指をさすとき、指が一直線になっているかを確認しましょう。また基本④を行うときに、アゴの下にあてた手首が曲がっている方がいます。手首が内側に曲がると頭はうつむきがちになり、手首が外側へ曲がると首が前傾しやすくなります。ほかのパターンも同様ですが、体の軸がブレた状態では、なかなか効果が期待できません（P.56参照）。

7 アゴを下ろすことを頑張っていませんか？

「首コトコト」はアゴを動かす運動に見えるかもしれませんが、動かしたいのは後頭部と首の境目にある筋肉です。アゴを下ろそうと頑張るのではなく、意識するのは後頭部と首の境目をキュッと縮めること。それによって自然とアゴが持ち上げられるというのが、正しい動きです。逆に、頭を思いきり後ろへ倒す運動でもありません。動かすのはほんのわずかでOK。

8 舌が落ちていませんか？

自分の舌が、口の中でどうなっているか意識したことはありますか？　唇を閉じているとき、上の歯と下の歯の間は数ミリ開いているのが普通。そして、舌は上アゴを押しているのが理想です。ところが舌が落ちているとポカーッと口が開きやすく、アゴがたるみます。常に舌が上アゴを押している状態を保ちましょう。

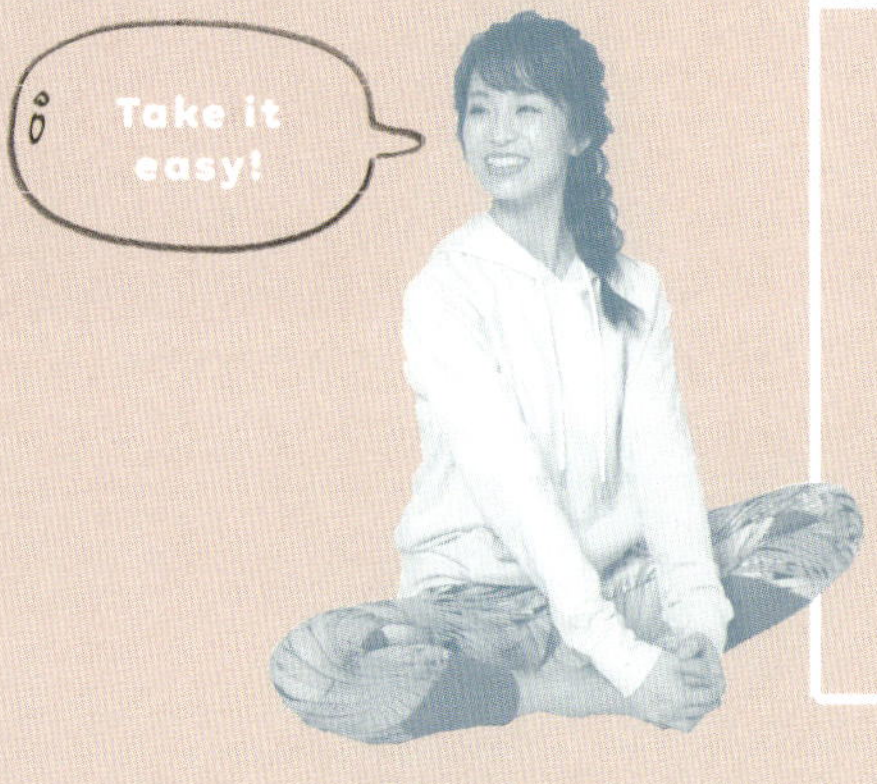

9 腰が反っていませんか？

体は、無意識に全体でバランスを取っています。首が前傾して頭の位置がズレている場合、何とかバランスを取ろうと、腰や背中など体のどこかを反らせてしまう可能性があります。その姿勢のままで「首コトコト」をしても効果は期待できないばかりか、腰に負担がかかってしまいます。最初の首のチェック方法を参考に、改めて一歩引いて全体を見てみましょう。

おわりに

意識の向け方次第で効果は変わる

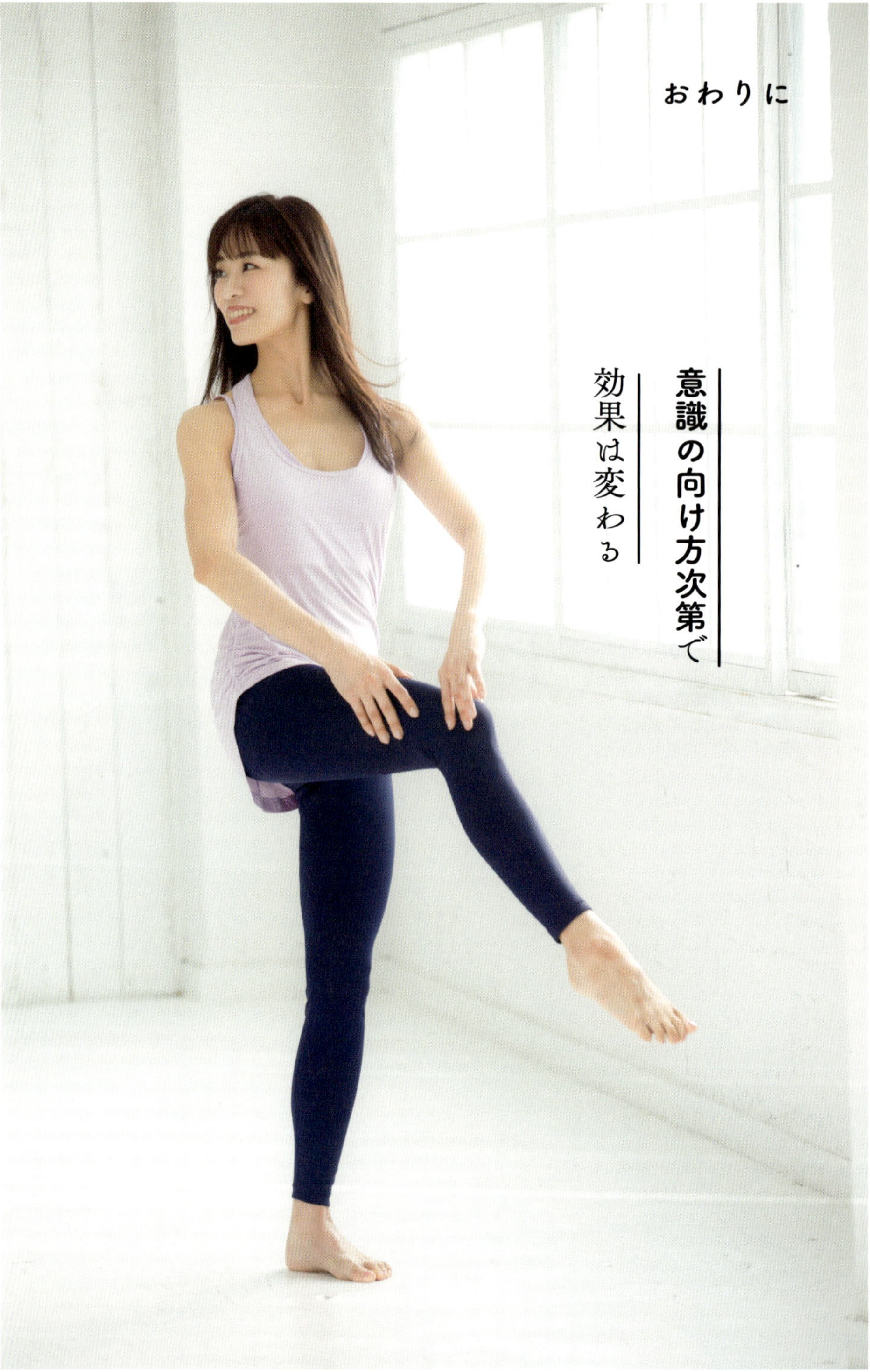

自分の体を操る という感覚を楽しもう

レッスンで私がよく話す中に、「**体は結果**」という言葉があります。例えば、あなたの肩コリはある日突然、魔物のように肩に乗ってきたのでしょうか？　そうではないはずです。肩コリになる体の使い方をしてきた、その結果なのです。

肩コリは自分自身のせいですよ、という厳しいことを言いたいわけでは決してありません。逆に、「自分で招いた結果なら、自分で何とかできる！」という可能性を感じていただきたいと思っています。

世の中がどんどん便利になり、お皿洗いは食洗機が、洗濯は乾燥まで洗濯機がやってくれます。掃除機がけだって、お掃除ロボットにおまかせできる時代。でも、**自分の体を動かす脳からの指示は、誰も代わりに出してくれません**。

ぜひ、「コトコト運動」で自分の体を操るという感覚を楽しんでほしいと思います。最初は、果たしてちゃんとできているのかよくわからず、もどかしいかもしれません。けれど、それはきっと何においても同じこと。仕事や家事なども、遡ってみればうまくできずにモヤモヤした時期が必ずあったはずです。それでも**毎日続けるうち、できることがどんどん増え、手応えや楽しさを感じられるようになった**のでは。そんな風に、「コトコト運動」も美姿勢も、あたりまえのようにできるようになりますからね！

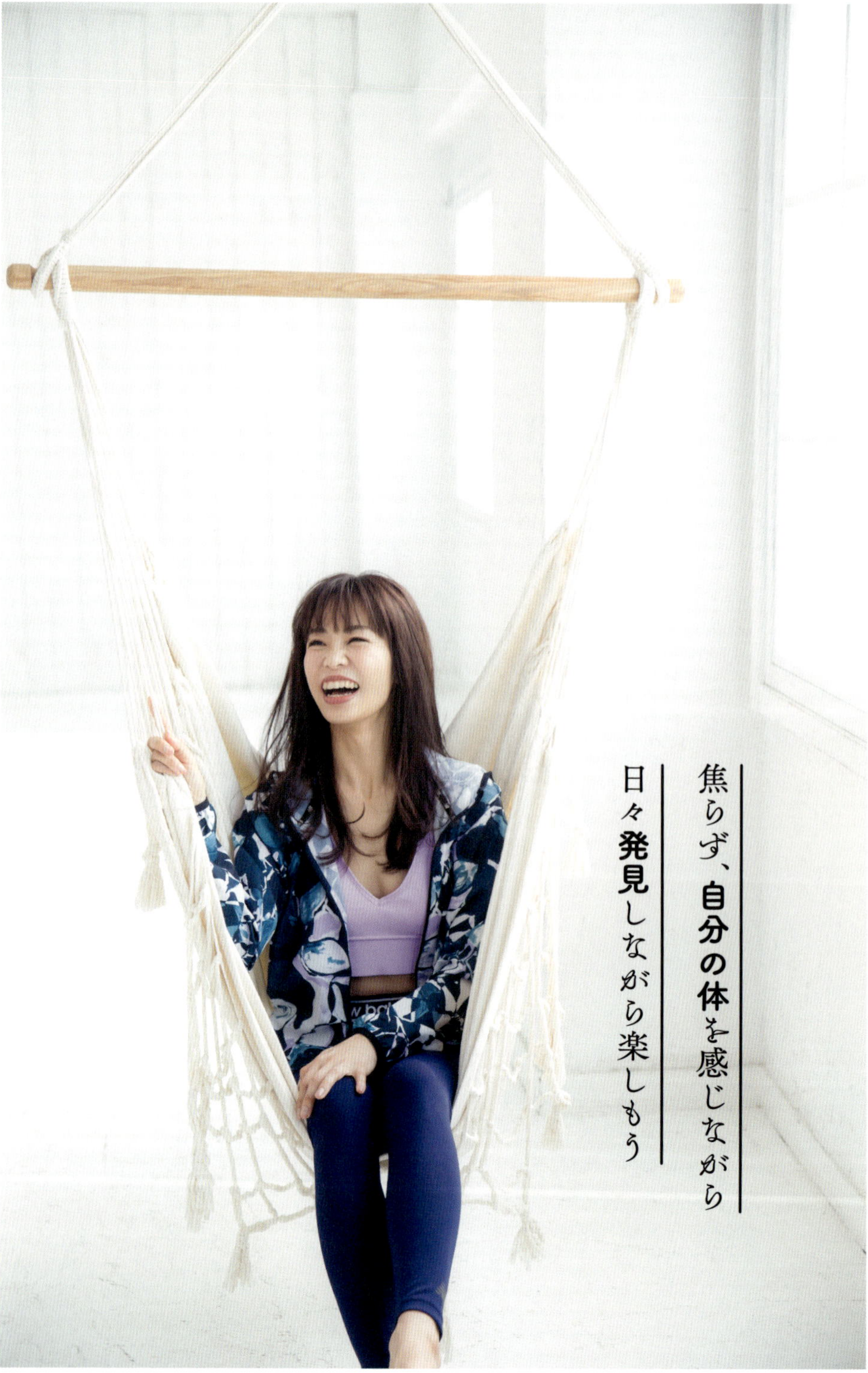

焦らず、**自分の体**を感じながら
日々**発見**しながら楽しもう

楽しんでやると効果は劇的に変わる

私のレッスンを受け、「効果が出た!」と報告してくださる方々には、ある共通点があります。それは、「いつの間にか変わっていた」「人から言われて自分の変化に気づいた」ということろ。つまり、**焦って変化を狙わず、無理をせずに続けてきた方が結果を出している**のです。

何かに取り組むとき、〝楽しむこと〟って本当に大切だなと感じています。勉強も仕事も家事も、楽しんでやるとはかどると思いませんか? 効率がアップするだけでなく、きちんと結果もついてくる気がします。楽しむことで高い効果につながるなら、どんどん楽しんだ方がいいですよね!

「へ〜、そうなんだ! 私の首って、上と下で分けて動かせるんだ」と、**それまで知らなかったことを知れた喜び**。

「こうかな? それとも、こうかな?」と、**自分の体を感じながら動かし方のコツを探っていく楽しさ**。

「あれ? 体がちょっとラクになったかも?」「首周りがスッキリしてきたかも」と、**小さな変化を見つける鋭さ**。

そんなことを敏感にキャッチしていけば、効果は劇的に変わります。感受性を高く持つことも、いつのまにか変化を起こすカギかもしれません。

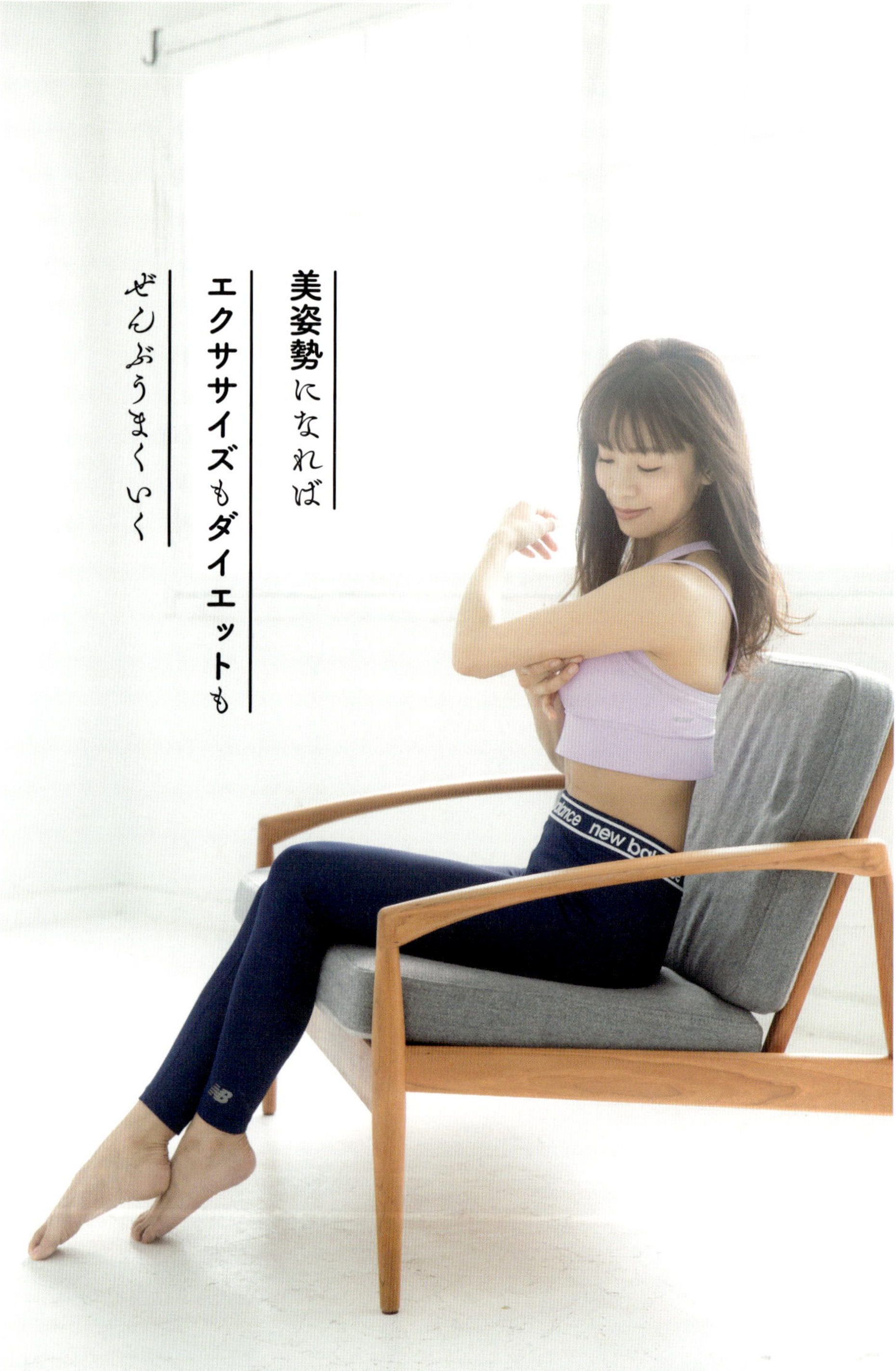
美姿勢になれば
エクササイズもダイエットも
ぜんぶうまくいく

土台が整えば何でもうまくいく

フィットネスジムのインストラクターとしてヨガやピラティスの指導をしていたとき、手を横に伸ばすポーズをすると肩が上がってしまう人がたくさんいらっしゃいました。「肩を下げて」と言うと、今度は腕ごと下がってしまいます。「手を遠くへ」と言い換えたりして何とか伝えようとしましたが、うまくいかずにあきらめてしまうこともありました。

でも、頭が正しい位置にある美姿勢なら、手を横に伸ばしても肩は上がりにくいのです。**美姿勢はすべての土台。土台ができていれば、ヨガでもエクササイズでも自分の好きなことに集中できます。**さらに体の使い方を磨いていけば、より美しく動けるようにステップアップできます。

インストラクターやトレーナーといった人は、そもそも土台がしっかり整っています。だからその道のプロになれたわけですが…。無意識にできてしまうからこそ、土台が崩れている人の気持ちがあまりわからないということもあるのかも。

難しく考えず、まずは土台を自分で整えればいいんです。「コトコト運動」をしたら美姿勢になった。美姿勢になったら体を動かしやすくなった。じゃあ、その体をどう使おうか。段階を踏んでいけば、**ヨガでもジョギングでも筋トレでも、どんなエクササイズでも安全に効果的に楽しめる自分になれます。**

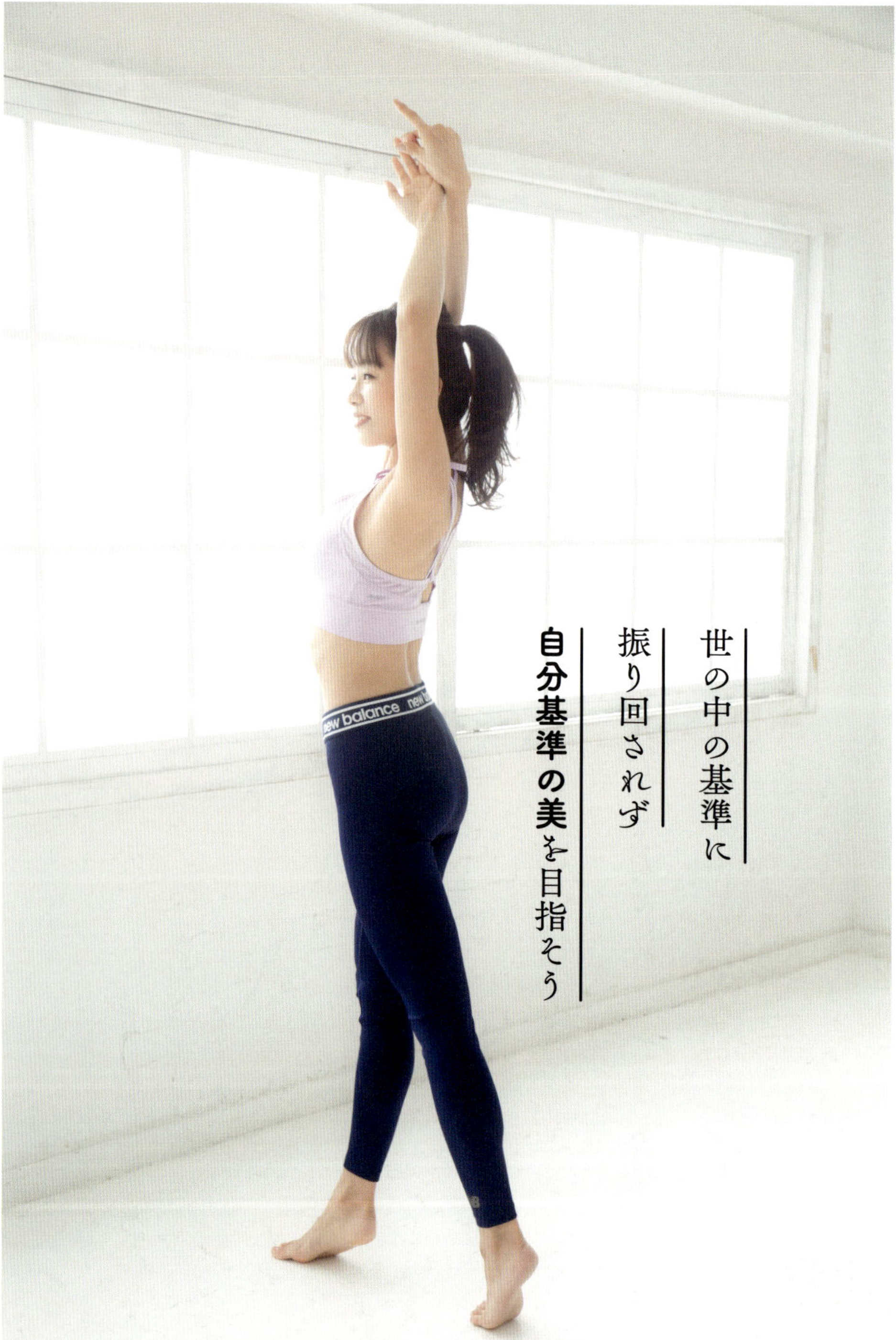
世の中の基準に
振り回されず
自分基準の美を目指そう
new balance

美は人によって異なる

ダイエットやボディメイクを頑張るのは、美を目指しているからだと思います。では、あなたの最終目標はどんな美ですか？　それは体重を落とせば叶えられるなんて、思い込んでいませんか？

例えば、細眉が流行った時代に生きていれば、細眉の人が美しく見えていたはずです。太眉がトレンドになれば、途端に細眉は美しく見えなくなってしまうもの。美は、時代や流行や人によって異なります。もしかしたら、何年か先にはすご〜くふくよかな体こそ美しい、という時代が来たっておかしくはないのです。

そんな**流動的な美を何となく目指す前に、自分の土台を築くことの大切さに意識を向けてみませんか**？

・どんな服が美しく見えるのかの前に、**服を着こなす自分の体**はどうなのか？
・ネイルや髪型やアクセサリーの前に、**自分の立ち居振る舞いやしぐさ**は？
・どんなエクササイズをするかの前に、**運動を安全に効果的に楽しめる体**か？
・どんな食事が美容にいいかの前に、**内臓に負担をかけない姿勢**になっているか？

このように土台をしっかり考えられていれば、時代や流行に左右されない、自分の絶対的な美の価値観を大事に生きていくことができると思います。

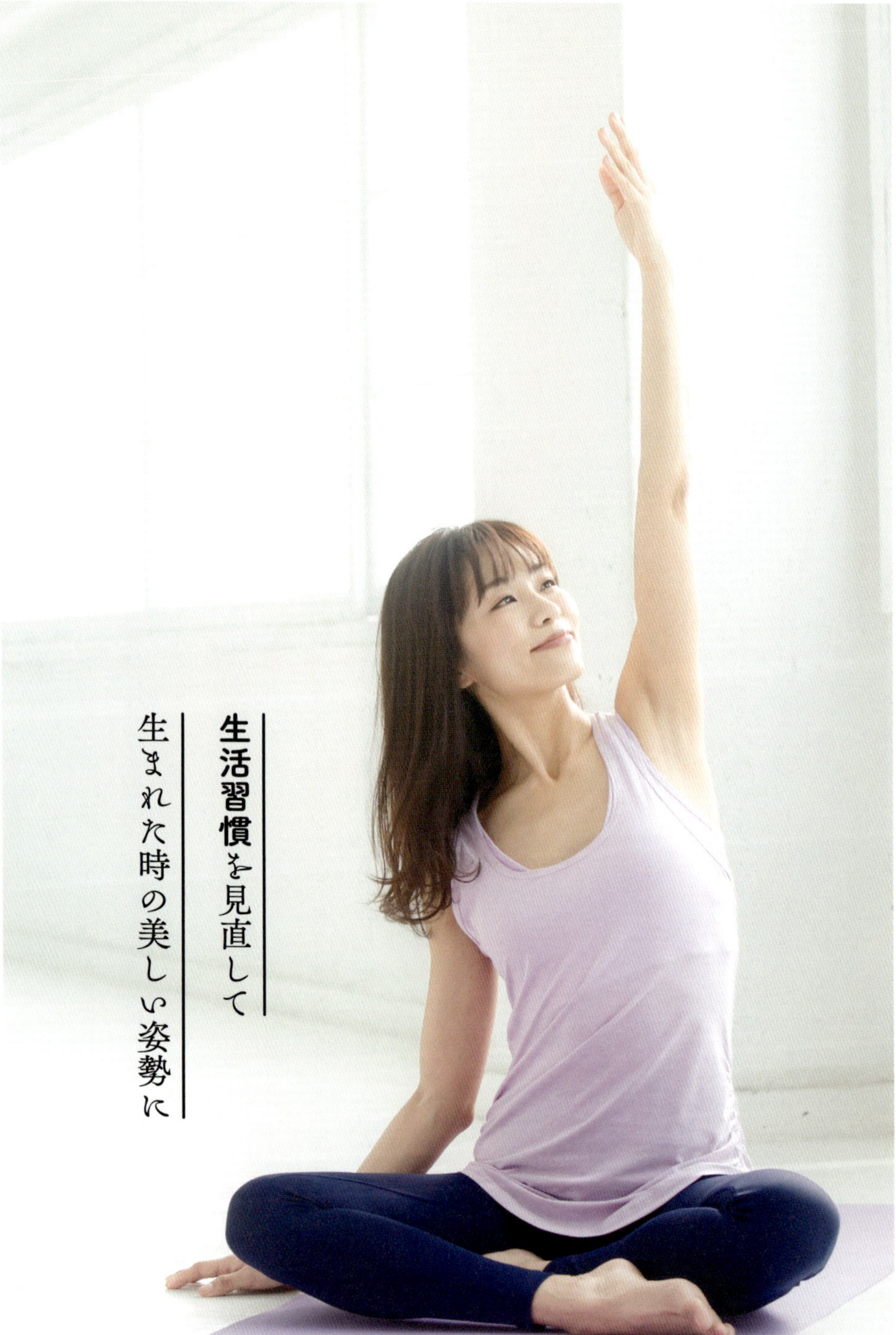

生活習慣を見直して
生まれた時の美しい姿勢に

誰もが本来持つ美姿勢を取り戻そう

しっかり歩けるようになった幼児に、猫背の子はいませんよね。でも、小学校の高学年あたりから、姿勢のよい子と悪い子に分かれていきます。生まれつき頭の位置が前へズレていた人は滅多にいません。**誰もが最初は美しい姿勢だったのに、生活習慣の中でつくられたクセにより、姿勢が崩れてしまうのです。**

ところで以前、SNSで「二重アゴをどうにかしたい」というつぶやきを見かけました。そこに寄せられたコメントは、「一緒にダイエットしよう！」「ガンガン運動するしかない。頑張れ！」といったもの。やはり、一般的にはそういう認識なんですよね。

前述しましたが、よっぽど太っていない限り、二重アゴとダイエットには関係性がありません。二重アゴは、頭の位置のズレによって引き起こされるもの。姿勢と大きく関係しているので、いくらダイエットを頑張っても的外れです。

二重アゴは、「姿勢が崩れているよ！」という体からのメッセージ。これがあたりまえの認識になればいいなと思っています。そうすれば、二重アゴに悩む多くの方が、回り道をせずにすっきりフェイスを実現できるに違いありません。

そして、**姿勢は生活習慣の中で〝自分で〟改善することができます**。誰もが本来の美姿勢を取り戻せるように、微力ながらお手伝いできたらうれしいです。

新田仁美（にった　ひとみ）
美姿勢・美脚インストラクター。美姿勢によるダイエット、美脚、不調の改善を提唱。「美姿勢でヤセ体質は作られる」「最小の動きで最大の効果」「なるべく動かない運動法」をモットーとし、「指先を遠くへ」「骨をひとつずつ動かす感じで」など、体の意識の向け方のわかりやすい説明が共感を呼んでいる。オンラインでの個人サロンを運営し、その顧客は全国、海外在住者まで。Ameba公式トップブロガー。インスタグラムのフォロワーは11万人超。２児の母。高知市在住。

https://ameblo.jp/precious-being-day
https://www.instagram.com/itominty/

猫《ねこ》背《ぜ》が治《なお》り 小顔《こがお》になる コトコト運動《うんどう》

2019年4月25日　初版発行

著者／新田《にった》 仁美《ひとみ》

発行者／川金 正法

発行／株式会社KADOKAWA
〒102-8177　東京都千代田区富士見2-13-3
電話 0570-002-301（ナビダイヤル）

印刷所／図書印刷株式会社

KADOKAWAカスタマーサポート
［電話］0570-002-301（土日祝日を除く11時〜13時、14時〜17時）
［WEB］https://www.kadokawa.co.jp/（「お問い合わせ」へお進みください）
※製造不良品につきましては上記窓口にて承ります。
※記述・収録内容を超えるご質問にはお答えできない場合があります。
※サポートは日本国内に限らせていただきます。

定価はカバーに表示してあります。

ISBN 978-4-04-604168-5 C0077